国家特色专业（体育教育）资助项目
浙江省本科院校"十二五"优势专业（体育教育）资助项目
宁波市高校品牌（体育教育）专业资助项目

瑜伽体位导引

荣　明　谢丽娜　范炎炎　杨　红　著

U0321891

人民体育出版社

前　言

　　瑜伽，在现代社会作为一种塑身、美体的健身方式和缓解精神压力的辅助治疗练习，已风靡全世界。目前参加瑜伽锻炼的人群越来越广泛，人数也越来越多，这也意味着现在很需要一批合格的瑜伽工作者去带领这些广大瑜伽爱好者进行科学的练习。

　　本书根据瑜伽体位法指导的需要和瑜伽练习的要求进行编写，共八章，着重对瑜伽体位指导的技能和方法进行详细介绍，包括体位指导的重点提示、体位示范与引导语、体位辅助与纠错方法，帮助从事瑜伽指导工作者更好地理解体位的内涵和提高瑜伽指导的技巧；同时根据瑜伽的特点，从理论知识上对瑜伽的指导和练习进行介绍，包括瑜伽唱诵、瑜伽经、瑜伽呼吸法、瑜伽清洁法、瑜伽解剖和瑜伽体位编排，帮助从事瑜伽的工作者加强专业能力。

　　本书体位示范由优秀瑜伽导师范炎炎老师、荣明老师和杨红老师完成，由摄影师赵书松老师拍摄。特别感谢宁波市鄞州力尚健身提供拍摄场地及第四期瑜伽教练培训班部分学员协助拍摄！

　　本书是我们通过多年的瑜伽习练、教学和研究，在收集、归纳、总结大量国内外各种瑜伽资料的基础上编写而成。衷心地希望本书能为瑜伽工作者带来有价值的参考与帮助。

著　者

目 录

第一章　如何成为一个好的瑜伽引导者

随着人们对瑜伽的认识，瑜伽得以广泛推广和发展，越来越多的人们喜欢瑜伽、练习瑜伽，还有很多瑜伽爱好者想加入到瑜伽引导者的行列中来，但是怎样才能成为一名优秀的瑜伽引导者呢？

一、高尚的思想品德

瑜伽引导者的思想境界、道德品质、行为表现对瑜伽学员的思想道德和世界观形成有着极其深刻的影响。好的瑜伽引导者能够影响、带动和教育瑜伽学员，所以成为瑜伽引导者首先要拥有高尚的思想品德，瑜伽引导者唯有高尚的思想品德以及人格魅力才可使学员"亲其师，信其道"，并为学员高尚道德修养的养成打下坚实的基础。

二、诚实

"知之为知之，不知为不知"，作为瑜伽引导者需要实事求是的精神，对于自己不知道的要勇于承认，不能蒙骗学员，否则有可能会对学员造成无法弥补的伤害，也会失去学员的信任和尊敬；只有勇于承认自己的不知道，讲真话，得到学员的理解和支持，才能不断地进步与提高。

三、博学

瑜伽，是一门关于身体和心灵的科学，通过控制身体驾驭心灵的节奏；通过修习，可以获得身心的健康和活力。作为瑜伽引导者不仅需要掌握教学瑜伽体式的技能，而且还需要掌握一定的人体生理结构、瑜伽解剖知识、瑜伽的呼吸法和瑜伽的清洁法等综合知识。瑜伽引导者拥有渊博的知识，瑜伽才能够被科学地传授和继承。

四、做一个好的引导者

一个好的瑜伽引导者，能够去倾听学员的心声诉求，为学员创造一个安全、平静和放松的练习环境，逐渐提高练习难度，让学员在课堂上体验平时无法做到的，引导学员养成良好的循序渐进、持之以恒的学习习惯。

五、身、心、灵全方位提升

瑜伽，是一种身体、心灵与精神和谐统一的运动方式；心灵，是连接身体和精神的桥梁。瑜伽引导者不仅需要不断提高自身的技能，也需要同步提炼自身内在的素质。当瑜伽引导者的心灵导向精神驱使身体时，才能带领学员从内而外的习练瑜伽，领悟瑜伽的内涵，到达瑜伽最终的习练目标。

六、自信

自信，是发自内心的自我肯定与相信。只有自己相信自己，他人才会相信你。在瑜伽习练的舞台上，瑜伽引导者信心十足，神采奕奕，习练的学员才能被感召，才能尊敬与服从瑜伽引导者。《博弈圣经》中写道：自信是对自己一次胜利的预言。瑜伽引导者需要充满自信和内在的气质，将学员带入瑜伽的境界。

七、付出与亲和力

"奉爱瑜伽"，追求奉献、热爱、投入，通过奉献的行为、虔诚地信仰来修行，用以表达修炼者的全身心的奉献。瑜伽习练可以改善人们生理、心理、情感和精神方面的能力，瑜伽引导者在学员习练过程中需要有为学员付出和奉献的精神，让学员感受到关怀与被爱，感受到引导者的亲近，使学员内心充满温暖，从而提高练习的积极性和学习的兴趣。

八、监督、反馈、调整

在瑜伽习练过程中，瑜伽引导者需要监督学员的练习，对学员在练习中存在的问题给予及时的反馈与调整，避免学员在练习中出现伤害事故。瑜伽练习需要正确、健康、科学，瑜伽引导者需要承担学员练习中的监护责任，有能力关照学员健康，对所教授学员的身体负责。

九、细心、恒心

瑜伽引导者不是速成的，它需要一个习练和领悟的过程。不仅需要学习瑜伽练习体式，更需要提升自己的修为和能量，成为具有气场的引导者。在这个成长的过程中，会遇到很多困难，需要有一定的恒心和意志力，细心地关注自己的细节，勇敢挑战自己的身心。

十、控制负面情绪

一个成熟的瑜伽引导者，需要有很强的情绪控制能力。引导者情绪的好坏，直接影响着学员们练习的心态。当瑜伽引导者站在台上教习瑜伽时，引导者的情绪已不单单是私人的事情。瑜加引导者好的情绪能产生好的练习气氛，给学员带来喜悦和活力；引导者不好的情绪会产生负面影响，让学员感到烦躁和乏味，甚至厌倦练习。因此瑜伽引导者需要学会控制负面情绪，以一颗愉悦的心进入学练课堂。

第二章　瑜伽唱诵

　　瑜伽，是一种传承的文化和艺术，它不仅仅是停留在身体层面的肢体锻炼，更需要心理和灵性上的沉淀。无论是瑜伽培训的课程，还是普通会员的健身课程，瑜伽课程的第一部分就是进行唱诵。梵语的唱诵带领我们进入一种具有独特印度文化烙印的习练过程，唱颂是瑜伽不可分割的一部分。

　　首先通过唱诵的准备，让练习者做好身体上和思想上的准备。使我们的感官意识向内收敛，从而对外在身体的稳固性、伸展性的关注，逐步转向对于内在气息、能量的关注，最终让意识变得纯粹，不再向外界发散、受到外界的干扰。这个准备的过程不容忽视，甚至比唱诵本身更为重要。

　　其次通过唱诵的过程，让每一个瑜伽练习者在心里对瑜伽圣哲和瑜伽大师怀有一份崇敬、感谢之情；同时也在心里以一份谦卑的心态与感恩的情怀去学习瑜伽这门为我们身心双方面带来健康的艺术和技能。这种感恩的情怀可以大到圣哲 Patanjali，小到身边的教练和一起习练的学员，能让我们每一个人学会和谐相处；而每一份谦卑的心态让每一个瑜伽习练者学会放下我见、我执，让深藏在内心深处的真我（Atma）通过瑜伽的练习过程逐渐明晰、可见。

　　另外，唱诵可以形成瑜伽引导者和学员之间的一种结合感，能将练习者的注意力引进自己的内在，更加容易地进入到瑜伽习练的目的上。通过唱诵，能使练习者内心安定和宁静，身体放松，更快地进入练习中。

　　常有瑜伽练习者问，唱诵时不懂梵文的意思怎么办？不知道每一个梵文单词的意思，怎么知道自己在唱什么？其实我们在唱诵过程中，重要的是领悟和理解唱诵的意义，而不是唱诵词中每一个梵语的意思。否则，就会舍本逐末，失去唱诵的真正意义。在唱诵中，你是否有优美的嗓音、是否能够准确地把握住唱诵的旋律，这些对于唱诵而言都不重要，你只要有一份来自于内心深处的那份真诚和投入，就会在你唱诵过程中呈现出一份特殊的美丽与和谐。这样的你也就可以带着这一份觉知开始进入瑜伽的练习。

一、唱诵准备

坐直，胸前合掌。保持脊柱从根部开始警觉，开始向上伸展，保持一个稳固的坐姿。坐在坐骨上，让尾骨内收，让脊背向上升起。让肚脐和耻骨向内向上，从而使得骨盆腹部区域激活。

升起脊柱，稳固脊柱，加强背部肌肉和背部肋骨、肩胛骨和背阔肌。向后旋转肩膀，打开胸腔。保持脊柱从颈椎到头颅在一条直线上。不要垂落头颅，但是要放松面部表情。放松面颊肌肉，嘴唇肌肉。

想象你从身体的骨骼肌肉组成的躯体进入你的内在器官。通过收缩会阴部位深深的吸气，让你躯体内在的部分向上伸展。保持这样的状态，保持这样的呼吸。让你处在激活的状态。

在下一次呼气之后再次从会阴部分收缩、深深的吸气，从而带动脊柱的伸展、背部的伸展。不断保持这样的呼吸和身体的状态。在这个过程中去观察身体的肌肉组织，不是僵硬的，而是激活的。

你的每一次吸气开始于你的会阴部分，呼气从腰椎部位开始。感受你的呼吸在你身体内形成一个椭圆形的轨道。放松你的头盖骨。让大脑一同呼吸。随着每一次呼气，让杂念从头盖骨上涌出，让大脑产生警觉。重复这样的呼吸，慢慢的你的呼吸进入一个平缓轻柔的循环中。呼吸开始拥有韵律。每一次呼气的时候默念 OM，让你的意识、呼吸通向神圣中！每一次呼气都默念，让你大脑的祈祷变得平静、中性、纯净、庄严、神圣。在祈祷中获得谦卑、臣服和升华！

二、唱诵

1. 歌颂瑜伽之父帕坦伽利

梵 语 诵 词

Invocation to Patanjali

Yogena cittasya padena vacam　　Malam sarirasya ca vaidyakena

Yopakarottam pravaram muninam　　Patanjalim pranjaliranato' smi

Abahu purusakaram   Sankha chakarasi dharinam

Sahasra sirasam svetam   Pranamami patanjalim

中 文 译 词

致圣哲帕坦伽利：

我双手合十感谢圣哲帕坦伽利

感谢他对于瑜伽的贡献带给我们思想上的平静

感谢他对于语法的贡献呈现给我们思路上的清晰

感谢他对于医学的贡献实现我们身体由内至外的洁净

2. 太阳致敬前唱诵

Om, Surya Namaha!

Surya 的意思为"太阳"；Namaha 的意思为"致敬"。

第三章 瑜伽简述

第一节 《瑜伽经》

"瑜伽"一词来源于梵语词"Youga",意为融合、连接和结合。起源于印度,距今有五千多年的历史,是灵魂与永恒真理的结合,被人们称为"世界的瑰宝"。

《瑜伽经》,也称《瑜伽箴言》,是印度古代主要的经典之一,是一部系统论述瑜伽哲学的重要经典,标志着印度瑜伽哲学体系的形成。

圣哲帕坦伽利被认为是《瑜伽经》的作者,因为《瑜伽经》,帕坦伽利被称为瑜伽的创始人。帕坦伽利把瑜伽定义为"瑜伽就是用意识控制情绪的转变",意为心灵、智力和对自我波动的控制。

一、瑜伽的主要流派

瑜伽哲学本身的多样性使其分成四大主要流派:业瑜伽、奉爱瑜伽、智瑜伽、王瑜伽。

1. 业瑜伽(Karma Yoga)

梵语"Karma"的意思是行动或行为,过去翻译成"业";业瑜伽也翻译为行瑜伽、服务瑜伽。

业瑜伽是服务他人及神的瑜伽,通过做好事"忘我"的行为来净化心灵,将自己与行为结果分离,忘记个人的得失,不计个人需求和欲望,完成和创造"业"。

2. 奉爱瑜伽(Bhakti Yoga)

奉爱瑜伽被认为是最为简捷、最方便的瑜伽之路。梵语 Bhakti 是从词根

Bhaj 而来，本意为奉献、热爱、投入；控制住自己的情感是奉爱瑜伽的关键。祛除内心的嫉妒、仇恨、色欲、愤怒、自我、骄傲和自大，以祈祷、礼拜、赞颂及唱诵经典的文句等各种仪式修习，全身心奉献瑜伽事业。

3. 智瑜伽（Jnana Yoga）

梵语"Jnana"的意思是智慧或知识。智瑜伽所寻求的知识、智慧，需要瑜伽习练者向内探索，透过一切外在事物的表象，去体验和理解其内在本质。对生活态度饱含哲学思想，或者拥有较高智慧的人们适合选择这条通往智慧的瑜伽路途。

4. 王瑜伽（Raja Yoga）

梵语"Raja"的字面意思是王或王者，王瑜伽被认为是所有瑜伽分支之王，称为王瑜伽、胜王瑜伽。王瑜伽体系作为"瑜伽之王"，是一条通往瑜伽终极目标的科学之路；主要涉及到意识的波动与意识的控制。

帕坦伽利的《瑜伽经》被认为是王瑜伽最重要的一部经典著作，主要围绕可以控制身心并使之享受永恒平和的八个分支展开论述。

二、瑜伽的八支分法

《瑜伽经》向我们提供了有关"阿斯汤伽瑜伽"（Ashtanga Yoga）这一现代瑜伽流行术语的最早的介绍。阿斯汤伽瑜伽（Ashtanga Yoga）在字面翻译为瑜伽的八支、八支分瑜伽、八步瑜伽等。其八个主要的步骤或支分是：制戒（Yama）、内制（Niyama）、体式（Asanas）、呼吸控制法（Pranayama）、制感（Pratyahara）、总持（Dharana）、冥想（Dhyanam）和三摩地（Samdhih）。

1. 制戒（Yama）

指行为应该遵守的规则，包括非暴力、诚实、不偷窃、不纵欲和不贪婪；遵守的戒律可以使人产生相对平和的心态，也是瑜伽练习的首要前提和条件。对戒律的遵守应从身体、言语和心灵三个层面去做。

（1）**非暴力（不伤害）**
暴力是爱的缺失。没有敌意，任何暴力行为都不会发生。瑜伽师心中没任何愤恨，只有博爱。帕坦伽利说过，瑜伽师摒弃了暴力思想，任何和他交往的人都注定会抛弃敌意。

（2）不说谎（诚实、正直）

不歪曲事实，实事求是。《瑜伽经》中讲道："心灵和智力的共同判断就是真理、真知。"瑜伽学习者必须在思想、言语和行动中都追寻真理。

（3）不偷窃

勿偷窃是一个人的基本操守。不觊觎他人的物质财富，也不觊觎他人的精神财富。

（4）不纵欲

指节制性欲。性欲是生物活动中非常强大的力量，如果失去了控制，会成为影响瑜伽习练的重要障碍。人们应该明智地从身体、言语和精神三个层次控制自己的性欲。

（5）不贪

贪婪是出于个人的贪欲而积聚财富。帕坦伽利说："谁摒弃了'我'和'我的'，谁就能看到事物本来的面目。"瑜伽练习者应当把需求尽量降到最低，以摆脱对外界及物质的迷恋与依赖。

2. 内制（Niyama）

"内制"是指自制和克己，与"制戒"通常被称为"瑜伽的十大戒律"。二者的区别："制戒是为了改进外在的行为，内制是为了改善内心的环境。"

"内制"要求人们做一些需要身体力行的实践方法，是洁净、满足、苦行、内省、臣服于神。

（1）纯净（Sauca）

是身体与思想、心灵的洁净。先清洁身体，保持外部洁净，对五官的洁净和个人的卫生及饮食控制；在外部的洁净基础上，获得内部的洁净或心灵的洁净。

（2）满足（Samtosa）

是一种心态，身心健康和成长的基本。帕坦伽利强调，只在表面上假装满足是远不够的，瑜伽修炼者需要在生活中控制自己的行为，在实际行为中表现出满足。不满足易导致贪得无厌的欲望和嫉妒，而满足使人心情泰然，尽享纯粹的快乐。

（3）**苦行**（Tape）

指对身体及感官的控制与训练。瑜伽修行者可以选择静默、禁食等形式进行练习，逐渐培养和训练对自己身体和感官的控制能力。

（4）**内省**（Svadhyay）

"内省"也有译为研读、学习经典。对神圣经典的学习有助于在瑜伽道路上不断取得进步，提升自己的精神层面。

（5）**臣服于神**（Ishvarapranidhana）

指身体恭敬"神性"，把一切行为都当作对神的献祭，无欲无求，习练者和神合二为一。这是一种心态，不是外在的行为，是"至高无上的意识"理念。

3. 体式（Asanas）

在帕坦伽利的瑜伽体系中，体式指任何一种让人感觉到舒适、稳定的身体姿势。瑜伽体式（体位法）是瑜伽特有的属性，帮助人们从身体的层面提升到精神的层面，是瑜伽的开端也是瑜伽科学的基础。

练习瑜伽时，通过一系列循序渐进的体式练习，身体和心灵得到锻炼，使人健康、淡定、灵活，增强对疾病的免疫力。掌握瑜伽姿势的秘诀在于征服身体，通过练习，将习练者引向精神的层面，朝向自我实现的目标。

帕坦伽利还提到体式的其他两个要求，由练习者自身感觉和评判。

（1）**体式练习的要点**

体式（体位法）的练习应该尽量地放松，融心智于无限。

（2）**体式练习的结果**

通过体式的练习，达到不受各种矛盾冲突困扰的状态。

4. 呼吸控制法（Pranayama）

《瑜伽经》对呼吸控制法的叙述为，在体式熟练掌握后，吸气和呼气运动的停止（停顿）就是呼吸控制法；呼吸的控制有呼气、吸气、屏息，由扩展的方法、时间、数目来调整，以此呼吸被延长，同时变得精细。

呼吸调控有三个重要的功能：呼气、吸气和屏息。呼吸控制，让呼吸变得"缓慢深长和精微"，提高思想集中和专注的能力。习练者通过吸气吸收宇宙能量，通过吸气——屏息把它和个体的自我融为一体，通过呼气抛弃自我并把它和永恒的自我融合。

5. 制感（Pratyahara）

制感是控制感官的模仿，并使感官脱离其自然关注的事物，收摄回内心的状态。当瑜伽练习者开始进行制感练习时，知觉就好像失去了与外界接触的能力，如感知和欣赏事物，这些正是感官最自然的目标或者感官想要体验、经历的范围。制感的结果是完全地控制感官。当一个人完全专心于一种行为时，看不见在眼前发生的事情，听不到其他人能听到的声音，这是一种很常见的体验或经历。它也让我们明白，分散的心觉被完全控制时，感官也就被控制了。制感就是对感官的操控。

6. 总持（Dharana）

总持，也称为专注，被定义为"意识的集中和固定"，也就是把"心念"约束在一件事情或一个地方。在专注中训练自己的心性，是冥想的开始步骤。当习练者的心灵、智力和自我完全集中在自我上时，就能进行下一步的练习——冥想。

7. 冥想（Dhyanam）

冥想，是认知连续不断地流向专注的事物，在总持的过程中，练习者与所专注的对象（事物）稳定地沟通，对选中的对象进行的连续不断的知觉、认知。当你超过了时间的长与短，空间的内与外，忘却了身体的存在，便进入了冥想的状态。人们体验到放松、扩展、安宁与平静，不再为依附感所制约，也不再为悲喜所动，个体的灵魂和永久灵魂融合，达到禅定。

8. 三摩地（Samdhih）

当冥想的事物（对象）显现出光明，超越了冥想者自我的意识，这就是三摩地（三昧），是冥想的最高境界。三摩地超越语言、超越文字、超越知觉，是直接的认知，没有人可以有意识地练习三摩地，人为的努力只能达到冥想的状态，它是瑜伽的最终目标，完成自我，达到心、身、灵合一，统一与和谐的状态。

第二节　哈他瑜伽

继帕坦伽利的八支分瑜伽体系确立后，逐渐又形成了哈他瑜伽（Hatha Yoga）流派。传统的哈他瑜伽是整体的瑜伽之路，它包括身体锻炼、精神训练和冥想。

"Hatha"一词是由两个梵语根组成，分别是意为太阳的"ha"和意为月亮的"tha"。"ha"和"tha"象征相对应的能量：热和冷、火和水、雄和雌、阳和阴、正和负等；当两个词节组合成"Hatha"时，意为"充满力量的"。哈他瑜伽的意图是通过身体锻炼（Asanas）和控制呼吸（Pranayama）平衡心灵和身体，通过放松和冥想平静心灵。

哈他瑜伽最重要的典籍是瑜伽大师斯瓦特玛拉玛（Yogi Swatmarama）所著的《哈他之光》，内容包括体式法、六种清洁法、呼吸控制法、收束法和契合法、经脉、气轮、神圣力量（昆达利尼）等。另一部重要的哈他瑜伽经典《格雷达本集》，是印度古代瑜伽大师格雷达和他的弟子之间的对话汇集。几百年来，哈他瑜伽的习练者遵循这些圣哲们传承下来的典籍，不断地在习练中进行实践与完善，终于使哈他瑜伽成为现在广为人们所接受的瑜伽练习方式。

一、艾扬格瑜伽（Iyengar Yoga）

艾扬格瑜伽是艾扬格(B.K.S. Iyengar)大师创立，是当今世界最广泛练习的一种瑜伽习练体系，180所学院遍布全球40个国家。艾扬格大师1918年出生于印度，从17岁开始教授瑜伽。艾扬格在西方享有盛誉，是国际公认的哈他瑜伽领导权威，所创立的瑜伽治疗和瑜伽减压著称于世。

艾扬格瑜伽与传统瑜伽最大的不同是，练习艾扬格瑜伽，需要特别关注身体各部位的细节，使用各种各样的辅助道具，如木块、长凳、沙袋、毯子、垫枕和布等，加大动作的幅度和准确性，使很多看似复杂、遥不可及的动作变得简单，使不同身体程度的学员都能练习和受益。

二、阿斯汤伽瑜伽（Ashtanga）

被尊称为"现代哈他瑜伽之父"的克里希那马查，于上个世纪初传承了阿斯汤伽温亚萨瑜伽，40年之后传入西方，并成为风靡世界的瑜伽体系之一。克里希那马查的弟子帕塔比·乔伊斯，根据他的老师克里希那马查的教学创建和完善。

阿斯汤伽瑜伽是一项严格的练习，特点是严谨而流畅，在西方这种瑜伽也被称作"力量瑜伽"。目前世界流行的练习方式是由印度瑜伽师 Pattabbi Jois 创立的，分为基础级、中级、高级3种级别。每种级别的动作编排是固定不变的，都以5遍太阳祈祷式A和B开始，中间有大量的体位姿势练习，最后以倒立和休息术作为结束。这样连续不断动作练习的目的，在于消耗大量热量，以清洁身体，排出毒素。

三、流瑜伽（Flow Yoga）

Flow Yoga 中的 Flow 意为流动、流畅，所以称流瑜伽。即动作像行云流水一样，缓慢流畅，当流水遇到岩石时，会激起浪花，流瑜伽穿插有快速的节拍性动作组合。流瑜伽是在瑜伽传播到西方后在欧美诞生并确立的流派，是传统哈他瑜伽与阿斯汤伽瑜伽的混合体。它的练习风格和难度都介于两者之间。是阿斯汤伽瑜伽的简化，相对阿斯汤伽瑜伽来说更容易被普通大众所接受，在降低体位难度的基础上，增加一些过渡的体位，让体位之间通过巧妙的连接串联在一起练习，使得整个练习过程如同行云流水一般，并且不像阿斯汤伽那样固定所有练习环节和体式，流瑜伽有更多的可变性，让练习者有更多的发挥空间，对于练习者来说，达到了身体舒展的目的。

流瑜伽练习常见的开始大多是从传统拜日开始，采用传统拜日进行身体的预热练习，使身心达到统一和谐的状态，再进入不同体式的练习（我们称为核心体式），标准练习中核心体式多为跨立类型，用 vinyasa（连接部分）进行每一个核心体式的串联，同时严格保证核心体式和串联体式间连接的紧密性。以倒立或比较大的伸展结束，同样最后保证10分钟以上的休息时间。

四、热瑜伽（Hot Yoga）

热瑜伽，也叫高温瑜伽。由印度瑜伽大师比克拉姆（BikramChoudhury）与他的妻子创立。在 38℃～42℃的室温和严格的通风系统配合下做瑜伽，60分钟内完成 26 个固定的瑜伽姿势。

作为瑜伽功的一个分支，热瑜伽首先在美国传播，最近几年传入中国，深受瑜伽爱好者喜欢。

五、阿努撒拉（Anusara Yoga）

阿努撒拉，是 John Friend 在 1997 年创立，是瑜伽里最年轻的一个派别，但却是发展最快的一个，富于理疗和改造功效，在美国深受大众欢迎。"阿努萨拉"的意思是，带着恩典流动，和内在本质顺位，追随心灵。主张瑜伽是一场欢乐的缛宴，是一场对生命的感动，是一条往内开启内心喜乐的道路，因此在阿努撒拉的理念中，每一个人都是独特的，每一个身体都是值得被尊重的，不要浪费生命在过多的细节里，培养觉知的能力，享受当下的喜悦。在体位法上从艾扬格瑜伽脱胎而出，运用艾扬格瑜伽科学细致的身体排列的特点练习，创立了一种独特的方式，使身体的生物化学原理，心的打开，创造性的表达与欢庆有力地结合在一起，通过应用这些通用顺位原则，当我们的身体重新回到健康和康乐的状态时，我们心灵的历程也就开始。

六、阴瑜伽（Yin Yoga）

阴瑜伽，是美国瑜伽导师 Paul Grilley 在 1979 年创立的一个流派，练习者众多。阴瑜伽不是瑜伽姿势的另一个分支或是另一种叫法，只是作为一个较新颖的流派为大家所认识并接受。修习者把人的肌肉和血液称为阳，经络和关节称为阴。阴瑜伽注重骨骼练习，动作缓慢，长时间地保持同一个姿势，最大可能地把全身的骨骼、脊柱、经络、肌肉，尤其是髋部、骨盆和脊柱下部拉伸舒展，且有强健韧带和关节的作用。同时阴瑜伽强调整个身体的放松，清空一切杂念并结合缓慢自然的呼吸，长时间地保持动作，在肌肉完全放松的状态下锻炼骨骼及其结缔组织、调节神经系统、增强耐力，以达到身心合一的境界。做阴瑜伽时，除了呼吸的配合外，就是下半身要延展，上半身有一点肌肉练习。体式：脚踝伸展式、蝴蝶式、半蝴蝶式、半蛙式、蜗牛式、鞋匠式、婴儿式、猫伸展式、骆驼式、鹿式、悬垂式、蜻蜓式、脊柱扭转式、鞍式、快乐婴儿式、天鹅式、花环式、狮身人面式、毛毛虫式、睡天鹅式。

七、唯尼瑜伽（Vini Yoga）

唯尼瑜伽，也称理疗瑜伽。由 T.克里希那马查首先发展，并由他的儿子 TKV 德斯科查继承推广。唯尼瑜伽注重体式的安排和锻炼过程，重点在于根据习练者个人的需要和能力设计体式调整及顺序，而不重于体式要达到的外在表现。同时根据需要调整呼吸，呼吸配合体式的变化而做仔细调整。这个瑜伽流派偏重个体的需要，强调个人指导和个体需求，在瑜伽私教和瑜伽治疗中发挥着很重要的作用。

八、女性瑜伽（Female Yoga）

女性瑜伽，源自数千年前的印度，它经由瑜伽大师创造并代代相传而来。长期坚持练习瑜伽，能提高身体柔韧性并帮助塑造性感身姿、柔软具有活力的身体；通过系统练习，对于女性的经期不适、乳房健康、子宫健康、孕期和产后恢复都有很好的保健效果。

第四章 瑜伽清洁法

帕坦伽利认为人在成长的过程中，由于饮食和生活习惯的原因，造成身体内有毒素或污浊物的堆积，会有一部分无法被身体彻底排除，附着在我们身体内，造成不健康和不洁净，引起许多疾病。不管你是否练习过瑜伽，都可以用清洁法来清洁身体。

清洁法按照不同的区域可以划分为：鼻腔、口腔、颅腔、胃部、肠道。通过对特定部位肌肉和神经的运动以及施加压力来刺激并增强它们的活力，消除病痛，增进食欲，抵抗衰老，整个人便会容光焕发。目前瑜伽有道缔法、巴斯悌法、涅涕法、一点凝视法、瑙力法和圣光调息法六大清洁法。

一、道缔法（净化胃部）

1. 盐水净胃术（Jala Dhauti）

双膝呈跪姿，将温盐水喝下，直至胃部饱和为止。然后双腿站立，活动腰部，使盐水在体内搅动。双脚并拢，身体前屈90°，用食指、中指和无名指刺激咽喉，将胃部盐水全部呕吐出来。经过长期的练习，可不借助手指刺激，自动吐出盐水。此法操作简单，比较适合一般瑜伽练习者。

2. 布带净胃术（Vastra Dhauti）

将一条宽四指、长7米的布带蘸温水，慢慢吞下。然后，缓缓用力将布带自胃中拉出。如拉动布带感觉困难时，可饮少许盐水，消除咽喉痉挛。此法有相当难度，须有教师指导练习。

3. 胶管净胃术（Danda Dhauti）

喝下足够的盐水，取1条1厘米粗、约1米长的橡胶管，将胶管一端插入胃中。至胃底部后，身体前驱，使盐水自管中流尽，然后将胶管拉出。此法有相当难度，须有教师指导练习。

二、巴斯悌法（净化肠部）

在洁肠术的当天，从清晨练习开始之前，不进食任何固体食物和饮品，准备两个玻璃杯注满盐水，并穿上柔软舒适的衣服。

第一步，迅速饮完盐水。

第二步，练习 5 种瑜伽姿势。

①擎天式　　②风吹树式　　③转腰式　　④眼镜蛇扭动式　　⑤腹部按摩功

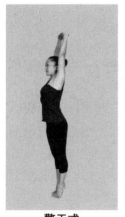

擎天式

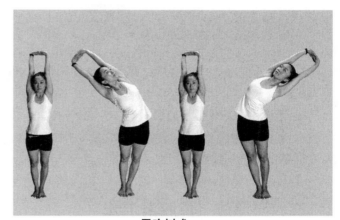

风吹树式

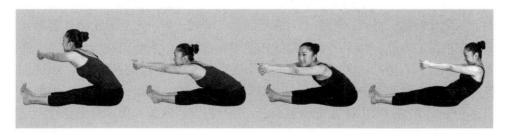

转腰式

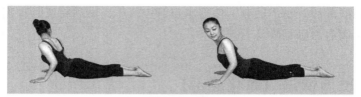

眼镜蛇扭动式

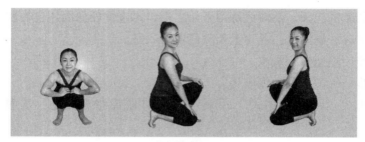

腹部按摩功

　　第三步，完成 5 个姿势后，再迅速饮用两杯盐水；循环进行，直至能够排便为止。

　　第四步，做完洁肠术后，进行 15～20 分钟的仰卧放松。需要注意，做完洁肠术后 45 分钟内尽量不吃东西，之后一周内素食。患胃和十二指肠溃疡的人没有医生同意不能练习。

三、涅涕法（鼻腔清洁法）

　　准备一只轻盈的小铜壶，灌满清洁的温水。按每公斤温水一茶匙精盐的比例加入适量精盐，也可以根据个人的习惯予以增减，但一定要确保精盐溶解充分。先清洁右鼻孔，将小铜壶的壶嘴轻轻插入右鼻孔，头略向左倾，抬高小铜壶，使水流入右鼻孔。此时张大嘴巴，用嘴巴呼吸，水流过右鼻孔后，通过左鼻孔流出，大约需要 20 秒时间。用同样的方式清洁左鼻孔，完成后，再把左右鼻孔分别清洗一次。接着把鼻子弄干，立身正直，两脚并拢，两手在背后交叉紧握，弯腰屈体，头部尽力低垂，鼻子里的水就会流出来，保持这个姿势大约 30 秒钟，同时用鼻孔呼气几次，再重新直起身子。然后用右手手指封住右鼻孔，用力快速呼吸 30 次，着重在呼气上，以促进鼻孔干起来。左鼻孔重复练习，再放开两个鼻孔，适当地用力呼吸。经过这样的处理，鼻孔就会没水滴了。

四、一点凝视法（净化眼睛术）

选择稳定舒适的坐姿，目光集中在一个目标上，可以是一个物体或一个符号，可以是信仰者的图片或所喜爱的引导自己静谧其中的任何事物，也可以选择点燃一支蜡烛或一朵花，一个水晶球或一片树叶等。此法对消除眼部疾患，辅助治疗和防止近视有很好的效果，帮助消除失眠，增强专注力。需要注意：①紧张焦虑后不要练习，尤其是点燃烛光的凝视练习；②眼睛手术后 3~6 个月内不能做练习；③练习时隐形眼镜要摘掉。

五、璐力法（净化腹部）

直立，两腿分开约 30 厘米，两膝稍弯曲，身体稍稍前倾，将双手放在大腿膝盖上方，手指分开，低头、下巴抵住锁骨中间凹陷处；深深吸气，然后快速呼气，使所有空气从肺部倾泻出去，屏住呼吸，腹部向后朝脊柱紧缩，腹部两侧肋骨以及骨盆之间自然被动形成凹窝，同时把腹部直肌向前推，保持这个体式 5~10 秒，放松腹直肌，放松腹部，缓缓呼气。重复练习几组。需要在老师指导下练习，同时注意：①排空膀胱和大肠后，空腹练习。②每组不要超过 6~8 次，每天练习不要超过 3 组。③有腹部疾患者，生理期、孕期女性勿做此练习。

六、圣光调息法（净化脑部）

以舒适坐姿打坐，脊柱挺直，放松两臂和两肩，主动呼气，收缩腹部，被动吸气，放松腹部。初学者刚开始练习时，可以 20 次为 1 组，3 组为一个练习循环，逐渐练习成 1 分钟连续做 60 次，最终为 1 分钟做 120 次。特别需要注意：①空腹练习，练习时能听见呼气声，听不到吸气声。②生理期和怀孕期女性勿做此练习。

第五章　瑜伽呼吸法

　　呼吸是生命存在的根本，也是瑜伽重要的练习内容。瑜伽行者认为，呼吸是将身体与精神联系起来的纽带；呼吸的方式与人的感情和心态有着本质的联系，平稳而有控制的呼吸能增强人的力量和活力。有意识的呼吸控制可以平抑情绪的波动，帮助找到强大、平静的内在自我。所以，在所有的瑜伽经典理论中都认定："呼吸是瑜伽实践的源头。"在开始瑜伽练习之前，首先要学习正确的呼吸方法，了解生理状况和心理状况，这是瑜伽学练和修炼的关键。

一、瑜伽收束法

　　练习瑜伽的呼吸法，需要配合上相应的收束法来进行。收束法，梵文Bandh，意思是扣牢、系紧、锁牢，指紧压、收缩、控制身体特定器官及身体部位，以达到对能量的保护与约束。收束法的主要目的是防止能量散失，控制或锁住能量流动，保证能量准确到达目的地，不破坏其他的神经系统或能量循环。

　　①下额收束法：在呼吸的过程中始终以下巴抵住胸骨（与其说是下巴向下抵胸部，不如说是提起胸部，使其与下落的下巴相结合）。肋骨要抬起，头、胸骨、肚脐和两大腿之间要处于正中线上。

　　②会阴收束法：垂直收缩肛门与生殖器之间的中心部位，与此同时将下腹部前和肚脐下部压向后上方的背部。

　　③腹部收束法：一般是配合呼气时进行。通过横膈膜一边将内脏向后上方的背脊牵拉，一边向上移。感觉腹部完全凹扁下去。

二、主要呼吸方法

1. 太阳式呼吸和月亮式呼吸

太阳式呼吸

①采用舒适的坐姿。

②右手无名指和小指堵住左鼻孔，通过右鼻孔吸气。

③右手拇指堵住右鼻孔，屏住呼吸。

④放开左鼻孔，左鼻道呼气。

月亮式呼吸

①采用舒适的坐姿。

②右手大拇指堵住右鼻孔，通过左鼻孔吸气。

③右手无名指和小指堵住左鼻孔，屏住呼吸。

④放开右鼻孔，右鼻孔呼气。

用鼻子呼吸脸部肌肉比较容易放松，清洁额窦。太阳式呼吸可以使身体变暖，缓解冷感冒、湿毒内侵、体虚腹寒等疾病；月亮式呼吸是太阳式呼吸的反呼吸方式，功效也相反，使身体变得凉爽，清热祛火，缓解呼吸道炎症，帮助身体安静等。

2. 卷舌式呼吸和嘶式呼吸

卷舌式呼吸和嘶式呼吸，都称"清凉式呼吸控制法"。

卷舌式呼吸，两侧舌头上卷成管状，从舌管处吸气，屏息，通过两个鼻道缓慢呼气。这种呼吸法可以消除腺体肿大，脾脏功能紊乱，饥饿，饥渴和食物中毒；对整个人体和神经系统具有调养、镇定、放松和平静的作用，可以抑制心情忧郁和精神紧张。

嘶式呼吸，把嘴张开，上下牙对齐，从双排齿缝间吸气，发出"嘶"的声音；屏息，双鼻道呼气。这种呼吸法可以有效地去除燥热，解决食欲不振。

需要注意，哮喘病患者以及冬季请勿练习这两种呼吸法。

3. 蜂鸣式呼吸

双鼻道吸气，发出雄蜂般的"嗡嗡"鸣声，屏息，双鼻道呼气，发出雌蜂般"嗡嗡"鸣声。蜂鸣式呼吸缓解紧张、焦虑和易怒的情绪，有助于降低血压，维持平和的心态，还能消除咽喉不适，对嗓子非常有益。进行蜂鸣式呼吸不易采取俯卧的体位，以免由于压迫声门而对肺部有所损伤。

4. 圣光调息法和风箱式呼吸

圣光调息法，慢慢吸气（小腹鼓起），快速、主动呼气（小腹内陷）；鼻腔向外喷气，屏息，再慢慢吸气。此法能增强腹部肌肉力量，旺盛脾脏、肝脏、胰脏；洁净鼻窦、肺脏，清除喉部粘液；帮助治疗哮喘，帮助呼出更多废气。

风箱式呼吸，特点就是像铁匠拉风箱一样，快速连续地进行呼吸。此法有助于治疗喉咙病，缓解失眠、焦虑。高血压、肺病、心脏病、疝气、癫痫症、胃病患者勿练习。

5. 喉式呼吸法

也称胜利式呼吸，是一种通过鼻子吸气，然后通过喉咙后部发出类似"打鼾"的声音。通过两鼻孔吸气，声门半开半闭，发出类似鼾声；收缩腹部、扩张胸腔，做收颌收束法；屏息（个人能力范围内），只用左鼻孔呼气；放松,收颌收束法。任何姿势都可以兼练喉式呼吸，坐着、躺着都可以练习。患失眠症者在睡前应以仰卧放松功的姿势练习喉呼吸；由于喉呼吸能减少心搏率，所以对高血压患者有益处。但在做此呼吸法时，应集中精力意守眉心。完成 20 个回合后，尽量长久屏息，以自己的极限舒适为限。

6. 胸式呼吸

以肋骨和胸骨活动为主的呼吸运动，又称肋式呼吸法、横式呼吸法。吸气时双肩上抬，气息吸得浅，因此又称为肩式呼吸法、锁骨式呼吸法或高胸式呼吸法等。起伏的部位主要在胸部，靠肋骨的侧向扩张来吸气，用肋间外肌上举肋骨以扩大胸廓。练习方法，仰卧或伸直背坐着，把两手放在胸两旁的肋骨上，深深吸气，把空气直接吸入胸部区域。胸部扩张、隆起（肋骨向外、向上扩张），然后缓缓呼气，向内、向下放松肋骨。重复练习，熟练后可以把手放下。平时每个人的呼吸都是胸式呼吸，比较浅短，经常练习这样深长的胸式呼吸，可以帮助把体内的废气、淤气排出体外。

7. 腹式呼吸

以膈肌运动为主的呼吸运动，又称横膈呼吸。横膈是把肺和腹腔器官分开的强有力的膜状肌，吸气时横膈运动越向下，吸入肺脏的空气就越多。练习方法，仰卧，一手放在肚脐上，吸气时把空气直接吸向腹部，手会被腹部抬起，吸气越深腹部升起越高，随着腹部扩张，横膈膜向下降；另一手放在鼻子的前面，呼气时收缩腹部，向内、朝脊柱方向收，把所有空气呼出双肺之外，手可以感受到气体的呼出。腹部是气血交汇的场所，经常做腹式呼吸，可以促进全身的气血循环。平时呼吸都不能到达肺底，而腹式呼吸可通过按摩内脏帮助把肺底的废气排出来。练习腹式呼吸时，不要活动胸廓和肩膀。与胸式呼吸的不同点在于，胸式呼吸主要是针对心理的，它的起伏主要是在胸部；而腹式呼吸主要是针对生理的，它的起伏主要是在腹部。

8. 完全瑜伽呼吸

完全瑜伽呼吸是瑜伽体系的一大基石，教给练习者正确的自然调息法。它把胸式呼吸和腹式呼吸结合起来完成，是一种自然呼吸方法。将这种呼吸方法融入日常生活，成为一种习惯，假以时日，就会感受到身体发生的奇怪变化。练习方法，采用一种放松的坐姿、卧姿或站姿，脊柱和头部保持垂直地面，双臂自然下垂或放在腿上，全身放松。

①呼气阶段：开始时缓慢呼气，用收缩腹部的方法把气体赶出腹腔，当腹腔完全凹进体内时，开始缓慢地收缩肋骨，将体内剩余的气体赶出胸腔，直到气体呼尽为止。这个过程约5秒钟。

②屏息阶段：在腹腔和胸腔完全凹陷时停止呼吸，保持2～3秒种。

③吸气阶段：与呼气是完全相反的过程，放松肋骨，让气体缓慢充满胸腔，尽量吸气，最大限度地扩张胸膛，然后轻轻吸气，缓缓放松腹部，使腹部渐渐鼓起，吸气耗时约5秒钟，至此完成了一组完全瑜伽呼吸。

完全瑜伽呼吸同一般调息法的区别在于先呼后吸，先让肺变空，其精髓在于横膈膜的运动。呼气时一定要专心致志，节奏均匀地慢慢向小腹施力，腹部受压会逐渐向内收紧，直到有肚皮几乎贴到背部的感觉，这样才能最大限度对内脏进行按摩，促进内脏的血液循环。

第六章　瑜伽解剖

人类的身体，是大自然所创造出来的最复杂、最精妙的一个机器。无论我们做什么都是靠这个身体来完成。在这个身体内的每一个细胞都彼此和谐互助，使各生理系统得以完美和稳定地运行，从而使身体各项机能得到最大化的发展。了解人体解剖学和生理学，对瑜伽练习和教学都是非常重要的。不仅可以帮助了解身体内发生了什么，为什么如此，如何使练习获得利益最大化；同时了解什么是伤害，什么是隐患，避免受伤，保持身体安全。

第一节　人体概述

人的整体机体由复杂且奇特的多个系统组成，如神经系统、内分泌系统、骨骼系统、肌肉系统、呼吸系统、消化系统、循环系统等。这些系统都由相应的器官、组织等部分相互连接而成，有各自特殊的功能，但它们并非彼此孤立，而是在生理和生物化学作用上相互依存，只有当所有的系统协调一致地运行并有效发挥各自的功能，机体才能保持健康。

细胞是人体的最小的组成单位，是生命的基本结构和功能单位，非常小的物质，紧密地结合在一起组成身体的每一个部分，使生物体不断地与周围环境进行物质和能量交换实现自我更新。细胞经过分化形成了许多形态、结构和功能不同的细胞群，把形态相似、结构和功能相同的细胞群叫作组织。由几种不同的组织构成器官，器官进一步有序地连接起来，共同完成一项或几项生理活动，就构成了系统。

人体的物质系统：

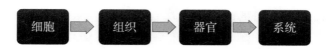

细胞　➡　组织　➡　器官　➡　系统

在运动过程中人体的各部或各器官等结构的位置关系是经常变动的，在瑜伽练习中不同的体式对相对应的器官和系统会产生影响。掌握瑜伽对人体生理的变化，需要从了解人体正确姿势或各器官的结构和位置开始。

一、人体的标准解剖学姿势

人体的标准解剖学姿势是身体直立，两眼向前平视，两足并拢，足趾向前，上肢下垂于躯干两侧，掌心向前。描述任何人体姿势和结构，均以此为标准。

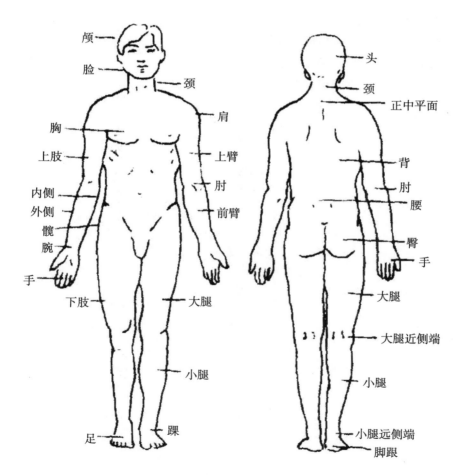

人体解剖学姿势

二、人体的方位

①上：接近头为上；　　　　　②下：接近足为下；
③前：接近腹侧为前；　　　　④后：接近背后为后；
⑤近：在四肢，接近躯干为近；　⑥远：在四肢，远离躯干为远。

三、人体的轴和面

（1）人体的轴

①垂直轴：从头到脚与地面垂直。
②矢状轴：从腹面到背面与垂直轴成直角。
③冠状轴：左右方向与水平面垂直。

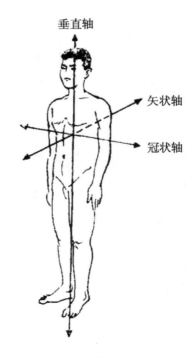

垂直轴

矢状轴

冠状轴

人体的轴

（2）**人体的面**

①冠状面：又称额状面，将人体分成前后两部分。

②矢状面：将人体分成左右两部分。

③水平面：又称横切面，将人体分成上下两部分。

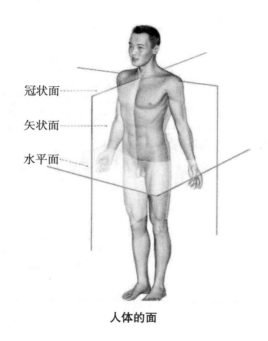

冠状面

矢状面

水平面

人体的面

第二节　人体主要系统

一、骨骼系统

（一）骨

骨是运动系统的重要组成部分。成人全身有 206 块骨，每块骨都是一个器官，主要由骨组织组成，并有血管、神经分布，具有生长发育功能，损伤后有修复愈合的能力。运动器系由骨、骨连结和骨骼肌三部分组成，主要功能是使人体在空间移动及使身体各部分相互关系发生变动、维持身体各部分以及整体的姿势和位置。

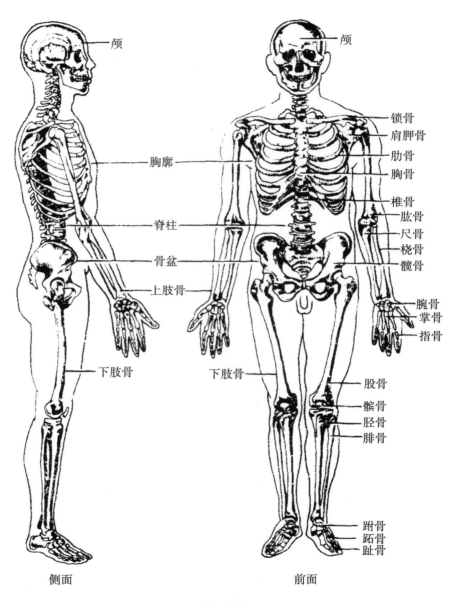

颅

颅

锁骨

肩胛骨

肋骨

胸骨

胸廓

椎骨

肱骨

脊柱

尺骨

桡骨

髋骨

骨盆

上肢骨

腕骨

掌骨

指骨

下肢骨

下肢骨

股骨

髌骨

胫骨

腓骨

跗骨

跖骨

趾骨

侧面

前面

全身骨骼

28

1. 骨骼系统的构成

骨根据其存在的部位，可分为中轴骨和附肢骨。中轴骨包括躯干骨和颅骨，躯干骨又由椎骨、肋骨和胸骨所组成。附肢骨包括上肢骨和下肢骨，上肢骨和下肢骨又分别由带骨和自由骨组成。

（1）**中轴骨骼**

保护内部器官，也为肌肉提供附着点。

①颅骨：保护脑和脊髓上段。

②椎骨：构成人体的中轴，包括 7 块颈椎、12 块胸椎、5 块腰椎、1 块骶骨（由 5 块骶椎结合而成）、1 块尾骨（由 3～4 块尾椎结合而成）。

③肋骨：为细长的弓形扁骨，分为前端、肋体和后端三部分。人体的肋骨共 12 对，位于胸腔外部，起到保护胸腔内器官的作用。

④胸骨：位于胸廓前正中，分为胸骨柄、胸骨体、剑突三部分。

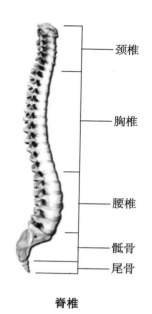

脊椎

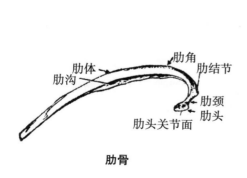

肋骨

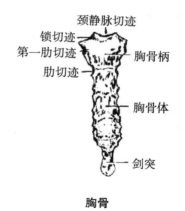

胸骨

（2）**附属骨骼**

①上肢骨：包括上肢带骨和自由上肢骨。上肢带骨由锁骨和肩胛骨组成，自由上肢骨由肱骨、桡骨、尺骨及手骨构成。

②下肢骨：包括下肢带骨和自由下肢骨两部分，下肢带骨由左、右侧髋骨构成（髂骨构成髋骨上部，坐骨构成髋骨的下部，耻骨构成髋骨前下部），自由下肢骨由股骨、髌骨、胫骨、腓骨和足骨构成。

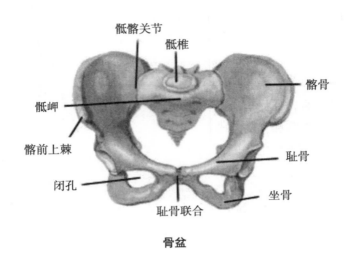

骨盆

2. 骨骼系统的主要功能

①支撑：骨骼系统为身体提供支撑和稳固作用。

②保护：保护像大脑和内脏等容易损坏的器官。

③运动：为肌肉连接提供表面，自身起到杠杆的作用。它同肌肉系统一起共同帮助身体的不同部分活动，或者身体作为一个整体活动。

④制造血细胞：血细胞（红细胞和一些白细胞）产生于骨骼内部柔软的骨髓组织。红骨髓是一种造红细胞的软组织；黄骨髓通常为脂肪组织。

⑤存储矿物质：矿物质储存在骨骼中，如钙、磷、镁等。

（二）脊柱

脊柱由33块脊髓骨组成，成年人的脊柱有24块可活动的椎骨，骶骨和尾骨则发育成不可活动的融合骨。脊柱是骨骼系统中最重要的部分之一，对人体起着支撑和保护作用，是保持稳定和活动的器官，具有耐抗性和适应性，拥有非常精确而强健的结构。成年人脊柱为S形，有颈、胸、腰、骶4个生理弯曲。这些自然的弯曲有两个作用：①抵抗、平衡胸腔和腹腔内部与脊柱前侧联系的各个器官产生的向前和向下的拉力；②有助于吸收直立状态下运动和行走产生的震荡冲击。

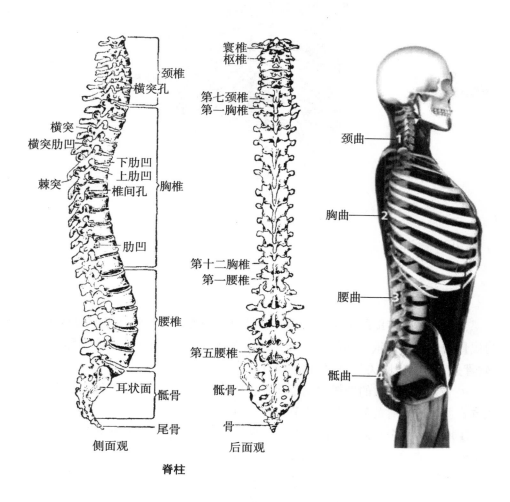

脊柱

（三）胸廓

胸廓：由 12 个胸椎、12 对肋骨和 1 块胸骨及其骨连接共同构成，具有保护和支持功能，还参与呼吸运动。

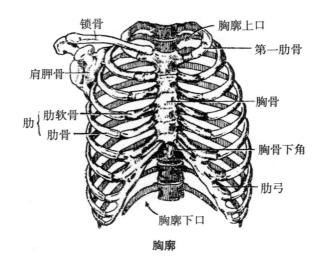

胸廓

(四) 骨连接

1. 主要关节

骨与骨之间借助纤维结缔组织、软骨或骨相连，形成骨连结，也称关节，构成骨骼系统中最重要的部分。分为纤维连结（纤维关节）、软骨和骨性连结（软骨关节）及滑膜关节（常简称关节）。

关节完整和正常的功能取决于软骨、韧带和滑膜三个要素的健康状态。瑜伽体式主要运动肩关节、骶髂关节、髋关节、膝关节。

①肩关节：全身最灵活的关节，能做屈伸、收展、旋转和环转运动，常伴随着胸锁关节和肩锁关节的运动以及肩胛骨的旋转。

②骶髂关节：由骶骨的耳状面与髂骨的耳状面构成，关节面凹凸不平，结合紧密。关节结构牢固，活动度极小，适应下肢支持体重的功能。

③髋关节：由髋臼和股骨头构成，可做屈伸、收展、旋转和环旋运动。

2. 关节的运动

关节的运动主要表现为人体中的运动环节绕某一关节的运动轴所产生的各种运动。虽然人体的运动复杂多样，但从运动解剖学角度可以将各种运动简化为运动环节在 3 个基本面内绕 3 个基本轴的运动，具体为屈与伸、外展与内收、回旋、环转 4 种基本运动。

①屈与伸：运动环节在矢状面内绕冠状轴的运动。一般向前运动为屈，向后运动为伸。但膝关节以下各关节的运动方向相反。

②外展与内收：运动环节在冠状面内绕矢状轴的运动。一般肢体各环节远离正中面为外展，靠近正中面为内收，头和脊柱则为向左、右侧屈，骨盆为左、右侧倾。

③回旋：运动环节绕垂直轴或自身的长轴进行旋转。一般肢体各环节由前向内的旋转称旋内（或旋前），由前向外旋转称旋外（或旋后），头、脊柱和骨盆均为向左、右侧回旋。

④环转：运动环节以近侧端为支点，绕冠状轴、矢状轴以及它们之间的中间轴进行连续的圆周运动。

此外，运动环节还可以在水平内绕垂直轴做水平屈与水平伸的运动。

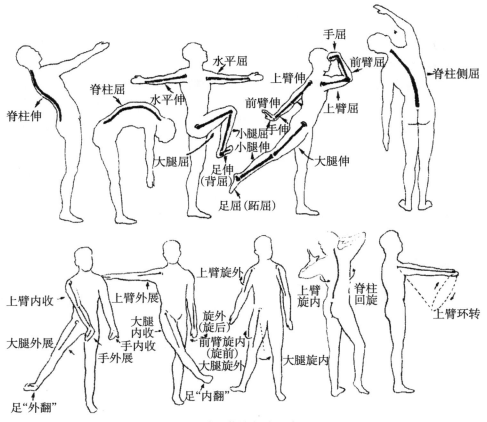

运动环节的各种运动

二、肌肉系统

肌肉是可以收缩伸展的可变形的组织，只要有身体活动，就一定是肌肉组织产生的。通过肌肉的收缩、舒张产生关节运动。肌肉组织主要由收缩功能的肌细胞组成，因其形状又被称为肌纤维，根据位置、构造和功能，可分为平滑肌、心肌和骨骼肌。

（一）肌肉的分类

①平滑肌：无横纹，收缩缓慢，持久。不随人的意志而收缩，又称非随意肌，位于内脏器官，如胃、肠、膀胱、子宫和血管壁。

②心肌：为心脏工作的独立肌肉，收缩有力而持久，非随意。

③骨骼肌：运动系统的肌肉叫骨骼肌，有横纹，也称横纹肌；收缩迅速有力，但容易疲劳，随人的意志而收缩，又称随意肌。

（二）骨骼肌

人体内骨骼肌分布广、数量多，全身 400 多块。一般成年男性约占 40%，女性约占 35%，体育训练的人可达 50%左右。每块肌肉都有一定的形态、构造、位置和辅助结构。人体的骨骼肌主要分布在躯干和四肢，一般附着于骨。骨骼肌除运动功能外，还具有储存能量物质和产生热量以维持体温等重要功能。

1. 人体肌肉解剖图

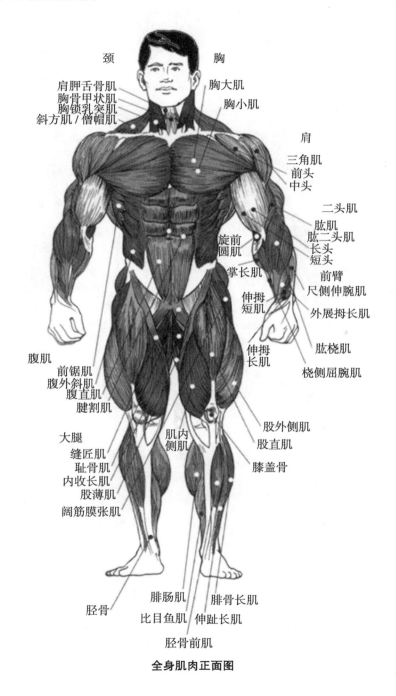

颈　　　　　　　　　胸

肩胛舌骨肌　　　　　胸大肌
胸骨甲状肌　　　　　胸小肌
胸锁乳突肌
斜方肌 / 僧帽肌

　　　　　　　　　　肩

　　　　　　　　　　三角肌
　　　　　　　　　　前头
　　　　　　　　　　中头

　　　　　　　　　　二头肌
　　　　　　　　　　肱肌
　　　　　　　　　　肱二头肌
旋前　　　　　　　　长头
圆肌　　　　　　　　短头

掌长肌　　　　　　　前臂
　　　　　　　　　　尺侧伸腕肌
伸拇
短肌　　　　　　　　外展拇长肌

　　　　　　　　　　肱桡肌
伸拇
长肌　　　　　　　　桡侧屈腕肌

腹肌

前锯肌
腹外斜肌
腹直肌
腱割肌

大腿　　　　肌内　　　股外侧肌
缝匠肌　　　侧肌　　　股直肌
耻骨肌
内收长肌　　　　　　膝盖骨
股薄肌
阔筋膜张肌

　　　　　　　　　腓肠肌　　腓骨长肌
胫骨　　　　　　　比目鱼肌　伸趾长肌

　　　　　　　　　胫骨前肌

全身肌肉正面图

35

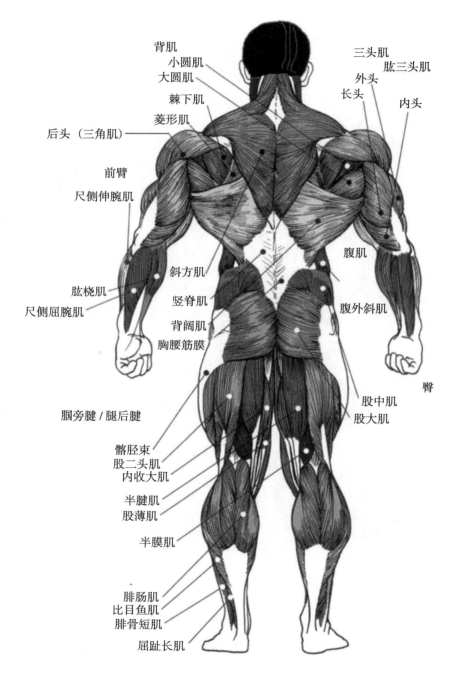

背肌
小圆肌
大圆肌
棘下肌
菱形肌
后头（三角肌）
前臂
尺侧伸腕肌
肱桡肌
尺侧屈腕肌
斜方肌
竖脊肌
背阔肌
胸腰筋膜
腘旁腱／腿后腱
髂胫束
股二头肌
内收大肌
半腱肌
股薄肌
半膜肌
腓肠肌
比目鱼肌
腓骨短肌
屈趾长肌

三头肌
肱三头肌
外头
长头
内头
腹肌
腹外斜肌
臀
股中肌
股大肌

全身肌肉背面图

2. 主要作用肌

（1）**运动头颈的主要作用肌**

运动头颈的主要作用肌有斜方肌，颈部的胸锁乳突肌、前中后斜方肌，背部深层的头夹肌、颈夹肌和竖脊肌等。

（2）**运动脊柱的主要作用肌**

运动脊柱的肌肉有髂腰肌、臀大肌、腹直肌、腹外斜肌、腹内斜肌、腹横肌、腰方肌和竖脊肌等。

（3）**运动肩关节的肌群**

运动肩关节的肌肉主要有肩部浅层的三角肌，胸背浅层的胸大肌、背阔肌，肩部深层的冈上肌、冈下肌、小圆肌、大圆肌、肩胛下肌，上臂前群的喙肱肌、肱二头肌，上臂后群的肱三头肌。

（4）**运动肘关节和桡尺关节的肌群**

运动肘关节和桡尺关节的肌肉主要有上臂前群的肱二头肌、肱肌，上臂后群的肱三头肌，前臂前群浅层的旋前圆肌、肱桡肌，前臂前群深层的旋前方肌，前臂后群深层的肘肌、旋后肌。

（5）**运动髋关节的主要作用肌**

运动髋关节的肌肉主要有髋前群的髂腰肌、阔筋膜张肌，髋后群的臀大肌、臀中肌、臀小肌、梨状肌、股方肌、闭孔内肌、闭孔外肌，大腿前群的缝匠肌、股直肌，大腿内侧群的股薄肌、耻骨肌、长收肌、短收肌、大收肌，大腿后群的股二头肌、半腱肌、半膜肌。

（6）**运动膝关节的主要作用肌**

运动膝关节的肌肉主要有大腿前群的股四头肌、缝匠肌，后群的股二头肌、半腱肌、半膜肌，大腿内侧群的股薄肌，小腿后群浅层的腓肠肌和深层的腘肌。

（8）**呼吸运动的肌肉**

呼吸运动的主要肌肉有膈肌、腰方肌、斜角肌、腹外斜肌、腹内斜肌、腹横肌，辅助呼吸的呼吸肌有胸锁乳突肌、斜方肌上部、胸大肌、肋间外肌、肋间内肌、胸横肌、肋下肌等。

三、肌肉的运动

肌肉通过收缩或舒张带动骨关节运动。但是真正要使骨关节运动，需要有三个不同的肌肉动作来完成：一组（或两组）肌肉必须（完成）收缩；另一组必须（完成）舒张；第三组则必须稳定。

①原动肌：也叫主缩肌，是一组主导收缩产生运动的肌肉，主要完成动作的肌肉群。

②协同肌：是原动肌的"好朋友"，它们帮助原动肌进行运动，当原动肌不能正常工作时，协同肌会代偿其功能，确保运动进行。

③拮抗肌：指与原动肌的功能作用完全相反的肌肉。两者分别处于关节运动轴的两侧。

④稳定肌：指在关节运动时固定关节的另一端，为原动肌的工作建立稳固的支持条件的肌肉。稳定肌不产生运动，稳定机体，使运动正常进行。稳定肌工作得越好，运动越容易进行，姿态也更加优美自然。

瑜伽之美在于它创造的纯粹运动，肌肉以多种不同的方式收缩产生我们想做的运动。肌肉收缩有三种类型。

①等长收缩：是静态的收缩，不产生关节角度的明显变化；肌张力增加肌纤维的长度不变，骨骼没有产生运动。当我们保持某一个瑜伽体式时，在不改变身体姿势的延续期，也是在做等长收缩。一旦肢体运动，运动该肢体的肌肉就不再做等长收缩了。

②向心收缩（等张收缩）：会产生抵抗重力的运动，使肌肉缩短的收缩；肌肉在一定范围内运动时肌纤维缩短而张力不变。

③离心收缩：随着重力减慢的运动；肌纤维在收缩时拉长。如果我们将双臂从头顶慢慢放回身体的两侧，在向前向下的过程中，肌肉（肱二头肌和三角肌前束）会做离心收缩，以避免双臂下落太快。

（四）肌肉的一般功能

①运动。骨骼肌同骨骼系统一起负责运动；作为内脏器官的一部分，平滑肌负责不同器官的动态活动，如食物在肠道的推动、血管的收缩和扩张产生的血流阻力及转向等。心肌能保持心脏的功能。

②保护。骨骼肌有助于胸廓的形成，保护肺脏，并通过在腹腔前形成一层坚固的腹膜来保护腹腔内部器官。

③孔口的关闭。在孔口周围形成的有力的括约肌能够控制不同通道的进出，如肛门周围的肛门括约肌，贲门和幽门周围的括约肌等。

④产生热量。骨骼肌是身体产生热量的主要部分，对体内温度平衡起着重要的作用。

⑤静脉血回流。肢体末端的骨骼肌通过持续的收缩和放松来挤压和释放通过它们的静脉血管，使血流抵抗地心引力，向上流动。血管内部的瓣膜只向上打开，帮助血液分成几个较小的支流，使它们容易通过静脉血管周围肌肉的收缩来挤压血流向上流动。

⑥保持姿势。不同骨骼肌持续的局部收缩使身体保持一些姿势成为可能，如站立、坐和其他身体姿势的保持。

三、神经系统

神经系统，在机体内起主导作用的系统。虽然神经系统只占人体体重约3%，却是人体最复杂的系统。内、外环境的各种信息，由感受器接受后，通过周围神经传递到脑和脊髓的各级中枢进行整合，再经周围神经控制和调节机体各系统器官的活动，以维持机体与内、外界环境的相对平衡。神经系统是由神经细胞（神经元）和神经胶质所组成。神经系统分为中枢神经系统和周围神经系统两大部分。

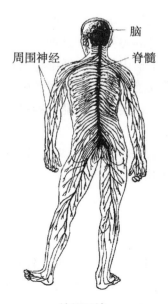

神经系统

（一）中枢神经系统

1. 脑

是中枢神经系统的主要部分，位于颅腔内，是中枢神经系统的头端膨大部分，可分为端脑、间脑、中脑、脑桥、小脑和延髓 6 个部分。在形态上和机能上把中枢神经各部分联系为一个整体。

2. 脊髓

是细细的管束状的神经结构，位于脊柱的椎管内且被脊椎保护，是源自脑的中枢神经系统延伸部分。上端与颅内的延髓相连，下端呈圆椎形，变细为丝终于第一腰椎下缘（初生儿则平第三腰椎）。脊髓两旁发出许多成对的神经（称为脊神经）分布到全身皮肤、肌肉和内脏器官。主要功能是传送脑与外周之间的神经信息。

（二）周围神经系统

联络于中枢神经和其他各系统器官之间，包括与脑相连的脑神经和与脊髓相连的脊神经。周围神经的主要成分是神经纤维。将来自外界或体内的各种刺激转变为神经信号向中枢内传递的纤维称为传入神经纤维，由这类纤维所构成的神经叫传入神经或感觉神经；向周围的靶组织传递中枢冲动的神经纤维称为传出神经纤维，由这类神经纤维所构成的神经称为传出神经或运动神经。

感觉神经传入感觉冲动，获得信息，又以运动神经传出运动冲动，支配肌肉、心血管、内脏及腺体的活动。

（三）基本活动方式

神经系统在调节机体的活动中，对内、外环境的刺激所作出的适当反应，叫作反射，是神经系统的基本活动方式。反射活动的形态学基础是反射弧，包括感受器→传入神经元（感觉神经元）→中枢→传出神经元（运动神经元）→效应器（肌肉、腺体）5 个部分。只有在反射弧完整的情况下，反射才能完成。

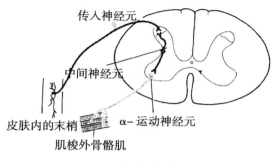

反射弧构成

（四）主要功能

1. 感觉功能

身体的内在感受器探测如血的酸度、血压等内在刺激，在外感受器传送由皮肤等身体末端所接受到的外来刺激情报。这些情报经由感觉神经传递至中枢神经。

2. 综合及指令功能

对于感受器所送来的情报进行分析、整理、判断，并做出适当的决定。

3. 运动功能

将整理之后的情报，经由运动神经传递至末梢，并执行决定。

四、内分泌系统

内分泌系统，是机体的重要调节系统，是产生激素的腺体和细胞的总称。这些腺体和细胞分布于全身各部，经分泌入血液后发挥调节机体代谢、生长和繁殖的作用。与神经系统在功能上紧密联系，相互作用，共同实现对机体各器官的调节，维持内环境的相对稳定，并影响行为和控制生殖等。

内分泌系统由内分泌腺和分布于其他器官的内分泌细胞组成。机体重要的内分泌腺有脑垂体、松果体、甲状腺、甲状旁腺、胸腺、胰岛、肾上腺和性腺等。

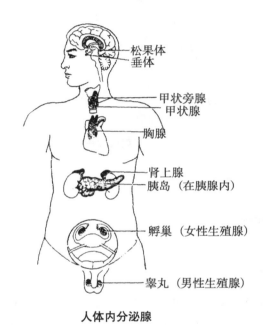

人体内分泌腺

1. 脑垂体

是身体内最复杂的内分泌腺，所产生的激素不但与身体骨骼和软组织的生长有关，且影响其他内分泌腺（甲状腺、肾上腺、性腺）的活动。

2. 松果体

松果体又称脑上腺，分泌褪黑激素，具有抑制生殖腺发育和调节生物钟的作用。

3. 甲状腺

甲状腺是人体内分泌系统中最大的内分泌腺，它受到神经刺激后分泌甲状腺激素，作用于人体相应器官而发挥生理效应。具有产热效应；调节三大营养物质代谢；促进机体的生长发育，特别是骨骼和神经系统等的正常发育；提高神经系统的兴奋性。

4. 甲状旁腺

甲状旁腺，位于甲状腺侧叶的后面，有时藏于甲状腺实质内。调节体内钙、磷代谢。

5. 胸腺

位于胸腔前纵隔，是机体的重要淋巴器官，其功能与免疫紧密相关，分泌胸腺激素及激素类物质，是具有内分泌机能的器官。在胚胎时期是造血器官，在成年期可造淋巴细胞、浆细胞和髓细胞，胸腺素可促进具有免疫功能的 T 细胞的产生和成熟。

6. 胰岛

胰岛是在胰脏腺泡之间的散在的细胞团，分泌胰岛素与胰高血糖素等激素，可控制碳水化合物的代谢；如胰岛素分泌不足则患糖尿病。

7. 肾上腺

肾上腺是人体相当重要的内分泌器官，位于两侧肾脏的上方。分为皮质和髓质。皮质分泌多种激素，维持体内水、盐代谢平衡；调节糖、蛋白质代谢；分泌少量的性激素。髓质分泌肾上腺素和去甲肾上腺素，平时分泌甚少，应激状态和情绪激动时分泌增多。

8. 性腺

性腺主要指男性的睾丸、女性的卵巢。睾丸可分泌男性激素睾丸酮（睾酮），其主要功能是促进性腺及其附属结构的发育以及副性征的出现，还有促进蛋白质合成的作用。卵巢可分泌卵泡素、孕酮、松弛素和男性激素，主要功能刺激子宫内膜增生，促使子宫增厚、乳腺变大和出现女副性征等。

人体不同的生理系统是相互合作于彼此的。当合作很完美时，协调的生理功能就得到了保障；如果这些系统中的任何一个合作失败，这种协调就被打乱了，疾病也就产生了。瑜伽的目标在身体方面，就是通过在人体建立和维持生理上的协调，避免疾病，确保健康。

五、呼吸系统

机体与外界环境之间的气体交换过程称为呼吸。呼吸系统，是执行机体和外界进行气体交换的器官的总称。呼吸系统的机能主要是与外界进行气体交换，呼出二氧化碳，吸进新鲜氧气，完成气体吐故纳新。呼吸系统包括呼吸道（鼻腔、咽、喉、气管、支气管）和肺。

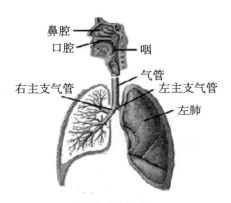

呼吸系统概观

1. 鼻

鼻是呼吸道的起始部分，能净化吸入的空气并调节其温度和湿度，它也是嗅觉器官，还可辅助发音。鼻包括外鼻、鼻腔和鼻旁窦三部分。

2. 咽

人体的咽是前后略扁的漏斗状肌性管道，位于颈椎的前方，是食物入食管和呼吸介质（水或空气）入鳃或肺的共同通路。介于口腔和食管之间，既属于消化系统又属于呼吸系统。上部鼻咽只允许空气通过，下部口咽、喉咽允许食物和液体通过。咽还有助于发出声音。

3. 喉

喉是发声器官，位于颈前部，相当于第 4～6 颈椎体范围。喉的结构比较复杂，它是以软骨支架为基础，贴附肌肉，内面衬以黏膜构成的。位于喉的黏膜形成一对突进喉腔的皱褶，这个皱褶就是声带，声带中间的开口就是声门，声门的开合可以控制气体的进入。当声门部分关闭时，外部气体进入使声带振动，产生声音。

4. 气管和支气管

气管和支气管均以软骨、肌肉、结缔组织和黏膜构成。气管是气体进入肺的主气道，分为左、右两大主支气管，把气体分别送入左、右肺。它们依次进一步进行分支，终结在肺泡小囊展开的细微分支。

5. 肺

肺是进行气体交换的器官，位于胸腔内纵隔的两侧，左右各一。右肺又分为三部分，左肺是两部分，每一部分称叶。肺的两个部分在一个密闭的空间内，在它们靠近接触的部分有两层覆盖层，而这两层覆盖物形成了一个外膜。这些覆盖层称作胸膜。

6. 呼吸过程

人体的呼吸过程是通过三个连续的环节完成的。

①外呼吸，指血液在肺部与外界环境的气体交换，包括肺通气（肺与外界环境的气体交换）和肺换气（肺泡与肺毛细血管血液之间的气体交换）。

②血液的气体运输，通过血液循环流动，一方面把从肺部摄取的氧运送到组织细胞，另一方面又把组织细胞产生的二氧化碳运送到肺，以便排出体外。

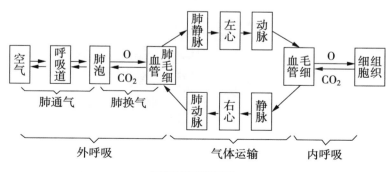

呼吸过程示意图

③内呼吸，指组织毛细血管血液与组织细胞的气体交换。

从瑜伽的角度来说，地球上的生命体都需要呼吸（prana / apana）。prana，意为吸气，指进入生命体的营养物质及营养生命体的过程；apana，意为呼气，互补 prana，指被生命体排出的物质以及排出物质的过程。prana 和 apana 这两个瑜伽中的基本术语，描述了生命的基本活动。

六、消化系统

消化系统的基本功能是食物的消化和吸收，供机体所需的物质和能量。消化系统由消化道和消化器官构成。消化道包括口、咽、食管、胃、小肠、大肠和肛门；消化器官有三对唾液腺、肝、胆和胰。

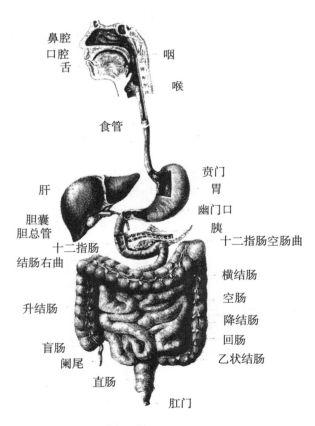

消化系统

1. 消化过程

消化是食物经过消化道发生的所有变化的总和，有两种变化，机械的和化学的。机械消化是把大块固体食物分解成微小的、可溶解的微粒，从而促进化学消化；化学消化包括多种变化，是血液中的碳水化合物、蛋白质和脂肪在与唾液、胃液、胰液、胆汁和肠液接触后发生的变化。

2. 吸收过程

食物消化之后经过肠黏膜被血液或淋巴吸收。经过黏膜壁时，消化的食物和水、矿物质、维生素都进入到血液循环。肠壁血液在进入总循环前经过肝脏，肝脏不仅吸收和储存，而且进行解毒，把一些有毒物质变成无毒的形式。

3. 代谢过程

食物首先被消化，再被吸收，最后被代谢。代谢过程分为合成代谢和分解代谢。合成代谢，是简单的物质被合成复杂的活组织物质的代谢过程，如形成激素、酶、抗体等。分解代谢，指复杂分子转变为简单分子的分解作用，常引起能量释放。另外，新陈代谢是生物体与外界环境之间的物质和能量交换以及生物体内物质和能量的转变过程，是新物质代替旧物质的过程，维持生命所必需；一些物质被分解从而为生命过程提供能量，而另一些维持生命所必需的物质则被合成，是生物体内全部有序化学变化的总称。

七、心血管系统

心血管是一个密闭的管道系统，由血液、血管和心脏一起共同构成机体的心血管循环系统，是携带营养物质到全身每一个细胞的体内运输系统。

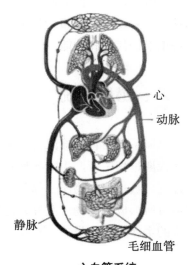

心　
动脉　
静脉　
毛细血管

心血管系统

1. 血液

血液是流动在人的血管和心脏中的一种红色不透明的黏稠液体。成人的血液约占体重的十三分之一，血液由血浆和血细胞组成，有运输、调节人体温度、防御、调节人体渗透压和酸碱平衡四个功能。

2. 血管

血管是指血液流过的一系列管道。按血管的构造功能不同，分为动脉、静脉和毛细血管三种。动脉运输富氧血，壁厚，为肌性结构；静脉运输缺氧血，数量比动脉多，管径较粗，壁薄，柔韧性好，易扩张，可容纳大量血液；毛细血管连接于动脉和静脉之间，遍布全身，毛细血管壁有利于血液和组织液之间的物质交换，如氧、二氧化碳、水、营养物质、维生素、激素和代谢物质等。血管在运输血液、分配血液和物质交换等方面有重要的作用。

3. 心脏

心脏是循环系统中的动力源，位于横膈之上，两肺间而偏左。主要由心肌构成，有左心房、左心室、右心房、右心室四个腔。左右心房之间和左右心室之间均由间隔隔开，故互不相通，心房与心室之间有瓣膜，这些瓣膜使血液只能由心房流入心室，而不能倒流。

心脏的作用是推动血液流动，向器官、组织提供充足的血流量，以供应氧和各种营养物质，并带走代谢的终产物(如二氧化碳、尿素和尿酸等)，使细胞维持正常的代谢和功能。

八、泌尿系统

泌尿系统由肾、输尿管、膀胱及尿道组成。其主要功能为排泄。排泄是指机体代谢过程中所产生的各种不为机体所利用或者有害的物质向体外输送的生理过程。被排出的物质一部分是营养物质的代谢产物，另一部分是衰老的细胞破坏时所形成的产物。此外，排泄物中还包括一些随食物摄入的多余物质，如多余的水和无机盐类。

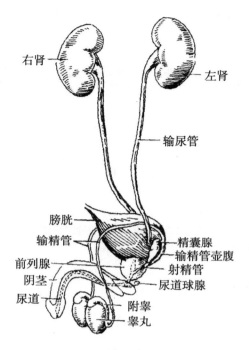

右肾　　　　　　　　　　　左肾

输尿管

膀胱　　　　　　　　　　　精囊腺
输精管　　　　　　　　　　输精管壶腹
前列腺　　　　　　　　　　射精管
阴茎　　　　　　　　　　　尿道球腺
尿道　　　　　　　　　　　附睾
　　　　　　　　　　　　　睾丸

男性泌尿系统

机体排泄的途径有以下几种。

①由呼吸器官排出，主要是二氧化碳和一定量的水，水以水蒸气形式随呼出气排出。

②皮肤排泄，主要是以汗的形式由汗腺分泌排出体外，其中除水外，还含有氯化钠和尿素等。

③以尿的形式由肾脏排出。

第七章　瑜伽体位法

第一节　站立体位

一、山式（Tadasana 或 Samasthiti）

（一）体位提示

　　山式，在瑜伽体式中是最简单、最基础的动作，也是所有站立体式的起点。Tadasana 意为"山式"，Samasthiti 指"直立稳固的状态"，也就是说要像山一样牢固地站立不动；有助于改善身体的正确姿势。

　　体位重点： ①大脚趾并拢，收紧腿部肌肉。
　　　　　　　　②髋骨上提，尾骨内收。
　　　　　　　　③肩胛骨内收，胸腔打开。

（二）体位示范与引导语

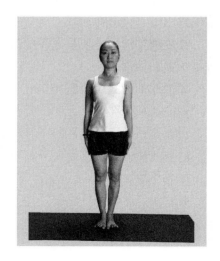

　　引导语：
　　双脚并拢，大脚趾紧靠，充分展开脚掌，均匀踩压向地面，重心稍稍在脚后跟上；收紧腿部肌肉，髋骨上提，尾骨内收，耻骨上提，肩胛骨充分内收，胸腔、肋腔打开；双臂在身体两侧，下巴微收，眼睛看向正前方。

（三）体位辅助与纠错方法

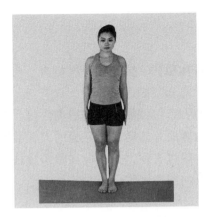

靠墙练习，用墙面帮助身体调整

（四）体位拓展

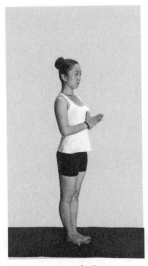

双手合十

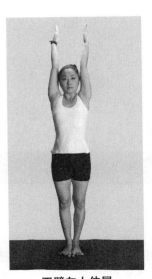

双臂向上伸展

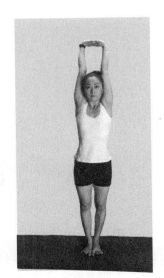

十指相交

二、树式 (Vrksasana)

(一) 体位提示

Vrksa 意为"树"，身体像树，像树干一样挺直、向上伸展。此式能增强腿部肌肉和平衡感，缓解背部和颈部疼痛。

体位重点：①右脚的脚后跟抵靠左腿腹股沟内侧，右脚趾垂直地面。

②右膝内侧向外旋转，与左腿的大腿前侧在同一个平面。

③双臂伸展过头顶，充分伸展整条脊柱。

④眼睛看向前方固定一点。

(二) 体位示范与引导语

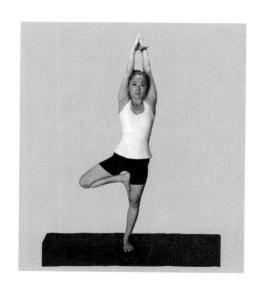

引导语：

从山式开始，抬起右脚，右脚的脚后跟抵靠左腿腹股沟内侧，踩压进去，整个右脚掌和左大腿侧面完全地贴合在一起，右大脚趾垂直于地面，右膝内侧向外旋转，与左腿的大腿前侧在同一个平面；尾骨内收，耻骨上提，支撑腿左腿保持内旋，左髋骨上提，左脚的脚趾和脚后跟尽量在一条直线上；双手合十在胸前，伸展至头顶，双手肘向外打开，肩胛骨内收，伸展过头顶，整条脊柱充分伸展，胸腔打开，保持平衡。

（三）体位辅助与纠错方法

常见错误：身体不平稳，右膝内收。
纠错方法：

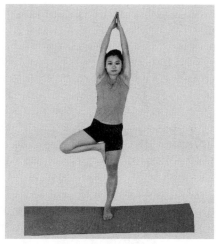

靠墙，保持身体平稳和伸展；右膝贴靠墙面，帮助右膝充分向外打开

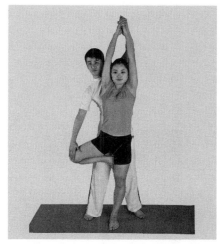

站在练习者后面，用右手打开练习者右膝，左手握住练习者双手向上伸展，帮助练习者保持身体平衡和充分向上伸展

三、三角伸展式（Utthita Trikonasana）

（一）体位提示

utthita 意思是伸展、伸长，Trikona 意思为三角。这个体式将身体塑造成三角形，为躯干和双腿带来高强度的伸展，改善腿部得以均匀发展，缓解背部和颈部疼痛。

体位重点： ①肩胛骨内收，与双臂在一条直线上。

②脊柱与头部后侧及尾骨在一条直线上。

③左侧髋部前侧向上向后旋转。

（二）体位示范与引导语

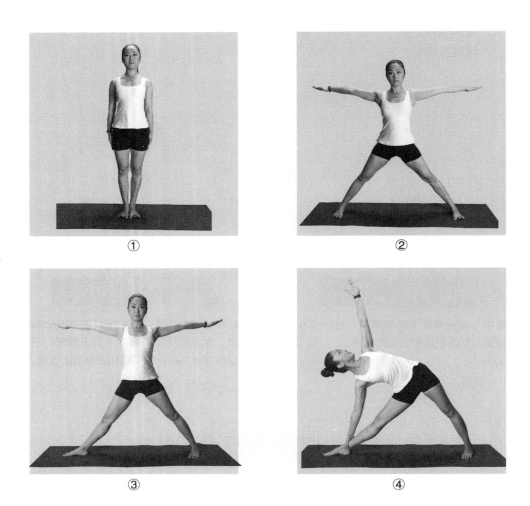

① ② ③ ④

引导语：

山式站立开始，双脚分开，相距约一条腿长距离，双臂向两侧充分伸展，左脚向内转 30°，右脚向外转 90°。吸气，向上伸展右臂，呼气，右臂带动身体向下伸展，右手虎口抓住右脚踝，左臂向上充分伸展，肩胛骨内收，两臂与肩在一条直线上，眼睛看向左手拇指，身体从右脚踝到右手充分伸展；右侧坐骨向前推，左侧髋部前侧向上向后转，左腿前侧上提外旋，保持整个身体在一个水平面上平衡。

　　吸气，向上伸展左臂，右手推离脚踝，带动身体起，转动双脚，脚尖朝前，换另一侧练习。

（三）体位辅助与纠错方法

　　常见错误：身体前倾，整个身体不在一个水平面上。

　　纠错方法：站在练习者的后面，用身体的左侧抵靠住练习者的臀部处，右手抓住练习者左手腕向上伸展，同时左手将练习者左侧髋部前侧向上向后转，使其整个身体保持在一个水平面上。

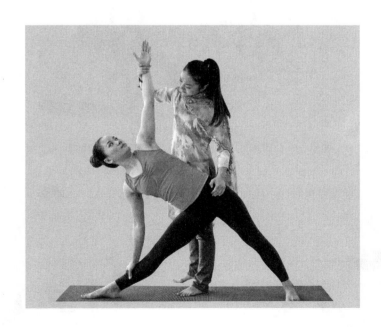

瑜伽体位导引

体位辅助:

靠墙练习

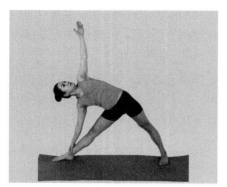

身体贴靠墙面

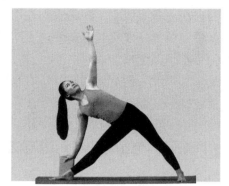

用砖练习

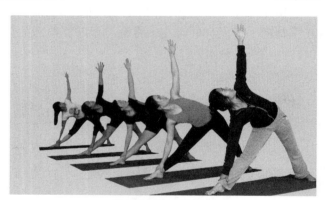

后脚跟抵靠住墙练习

多种辅助

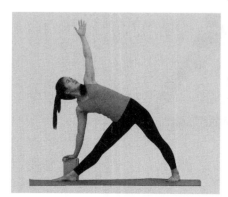

砖和墙练习

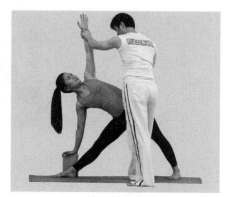

砖、墙、保护者练习

四、三角扭转伸展式（Parivrtta Trikonasana）

（一）体位提示

Parivrtta 的意思是扭转或转身，Trikona 的意思是三角，是与三角伸展式相反的体式。此式可以增加身体下半部分的血液循环，加强大腿、小腿、臀部的肌肉和腿部筋腱，消除背部疼痛，使胸部得到完全的伸展。

体位重点：①身体向右侧扭转，左前臂外侧与右小腿外侧相互贴靠。

②从骨盆开始扭转躯干，延长整个背部。

③两侧坐骨尽量在一个平面上，保持上半身两侧与右腿在同一平面。

（二）体位示范与引导语

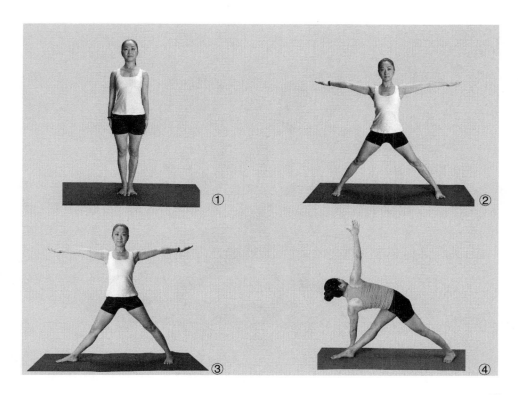

引导语：

山式站立开始，双脚分开比一条腿距离稍长，双臂向两侧充分伸展，左脚向内转 60°，右脚向外转 90°。呼气，身体从骨盆开始向右侧旋转，同时右手向上左手向下，并将左手放在右脚踝的外侧，左前臂的外侧与右小腿外侧相互贴靠，右臂向上伸展，双臂尽量在一条直线上，眼睛看着右手指尖方向；左侧的肩胛骨内收，右侧的肩胛骨远离脊柱向上提，两侧坐骨在一个平面上，左腿大腿的前侧肌肉向后旋向上提，后脚的脚后跟踩压地面，使右腿膝窝后侧完全展开，保持平衡。

吸气，抬起左手，身体转回，换另一侧练习。

（三）体位辅助与纠错方法

常见错误：身体扭转不充分，两侧坐骨不在同一平面上。

纠错方法：站在练习者的后面，用身体的左侧抵靠住练习者的右髋外侧，右手抓住练习者的右手腕向上拎起，左手放在练习者左髋外侧推动其身体向右侧扭转。

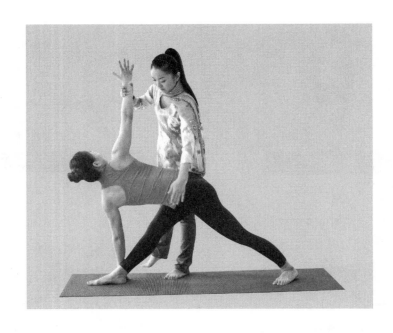

体位辅助：

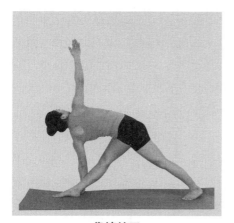

靠墙练习

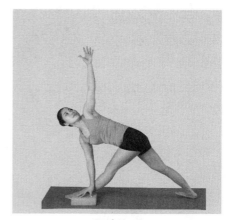

用砖练习

多种辅助练习

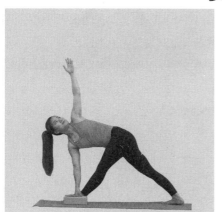

砖和墙练习

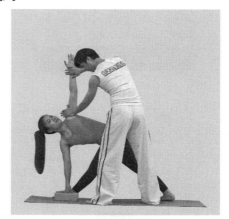

砖、墙和保护者练习

五、战士第二式（Virabhadrasana 2）

（一）体位提示

战士二式，是以一位传奇式的武士维拉巴德纳（Virabhadra）来命名的。有规律地练习此式有助于增强腿部力量和耐力，使膝部和髋关节更加灵活，缓解腿部肌肉痉挛。

　　体位重点：①弯曲右膝，右大腿与地面平行，胫骨垂直地面，并与右脚跟
　　　　　　　在一条直线上。
　　　　　　②左腋窝和左髋在一条直线上。

（二）体位示范与引导语

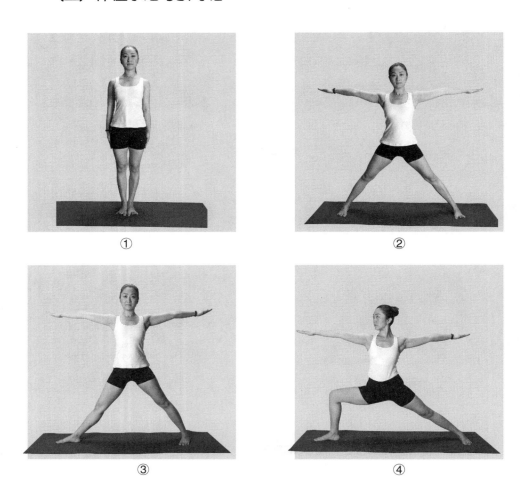

　　引导语：
　　　　山式站立开始，双脚分开，相距约一条腿长距离。双臂向两侧充分伸展，
左脚向内转30°，右腿向外转90°；呼气，坐骨下沉，弯曲右腿，右大腿平

行于地面,胫骨垂直于地面,并与右脚跟在一条直线上(即大小腿成 90°角)。收紧臀部,展开髋部,肩胛骨远离躯干,眼睛看向右手指尖。

吸气,伸直右腿,转动双脚,脚尖朝前,换另一侧练习。

(三)体位辅助与纠错方法

常见错误一:弯曲的腿,大小腿之间没有达到 90°。
纠错的方法:

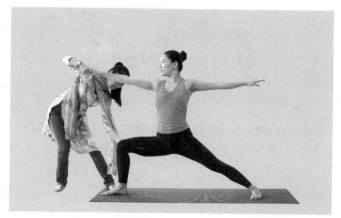

右手托住练习者的右手,左手拉住练习者的膝窝向前

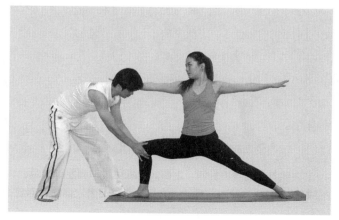

双手中指拉住膝窝向前

常见错误二：身体重心向前倾，左侧腋窝和左髋不在一条直线上。

纠错的方法：

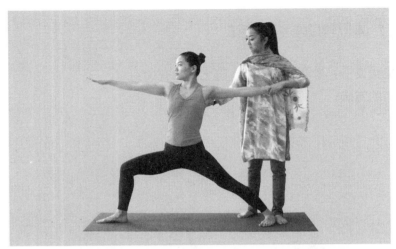

站在练习者的背面后侧，左脚内侧抵住练习者左脚跟，
双手抓住练习者左臂，将练习者重心向后

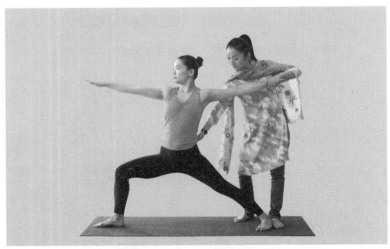

站在练习者的背面后侧，左脚内侧抵住练习者左脚脚跟，
左手抓住练习者左手腕向后拉，右手托在练习者左侧腰背向前推

常见错误三：双臂伸展不充分，含胸、拱背。

纠错的方法：站在练习者的后面，用身体的左侧抵住练习者的腰背，双手分别抓住练习者的左右手，向后拉伸，帮助练习者打开胸腔、脊柱向上伸展。

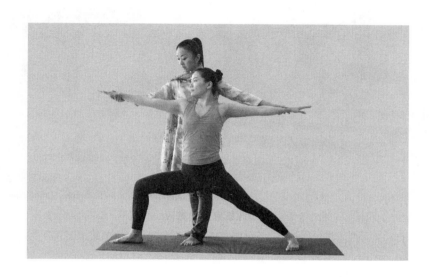

体位辅助：

靠墙练习

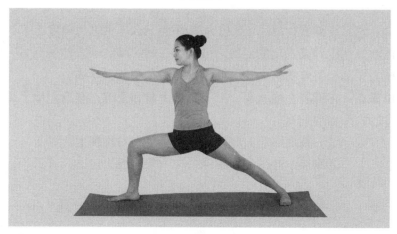

身体贴靠墙面练习

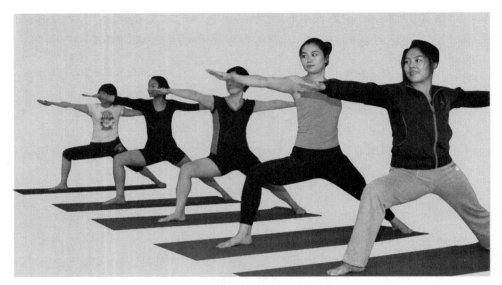

后脚跟抵靠住墙练习

六、三角侧伸展式（Utthita Parsvakonasana）

（一）体位提示

utthita 意思为伸展，parsva 意思为侧面的，kona 意思为角度。多练习此体式，身体两侧能得到高强度的伸展，可以从一侧的脚趾一直伸展到另一侧的手指尖，减去腰部和臀部的赘肉，缓解坐骨神经和关节炎疼痛。

体位重点：①伸展左侧腋窝、二头肌、手肘和手腕；有意识地上提左膝和左脚踝。

②右腋窝贴靠右膝外侧，重心落在右脚跟上。

③胸部、髋部和左腿保持在一条直线上。

（二）体位示范与引导语

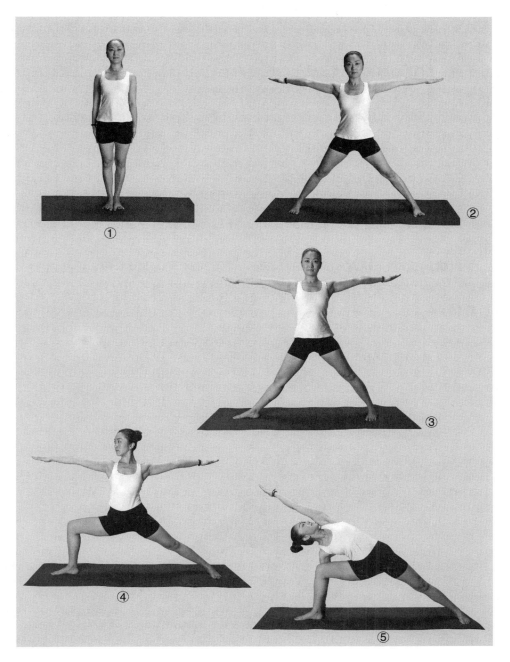

引导语：

山式站立开始，双脚分开，相距约一条腿稍长距离。以脊柱为中心，双臂向两侧充分伸展，左脚向内转30°，右脚向外转90°；弯曲右膝，右大腿平行地面，与小腿成直角。呼气，身体向右弯曲，右手放于右脚踝外侧，右腋窝贴靠右膝外侧，伸展左臂于左耳上，充分伸展左侧腋窝、手肘和手腕。扭转颈部向上看，躯干的左侧向上、向后转动，胸部、左髋和左腿保持一条直线，从左脚踝到左手腕持续地伸展。

吸气，右手推离地面，伸直右腿，身体起。转动双脚，脚尖朝前，换另一侧练习。

（三）体位辅助与纠错方法

常见错误一： 左臂没有贴靠左耳，伸展不充分，左侧躯干、坐骨向前倾。

纠错的方法： 站在练习者的后面，右手抓住练习者左手腕帮助向上伸展；同时左手放于练习者左侧髋部前侧帮助练习者身体左侧向上、向后旋转。

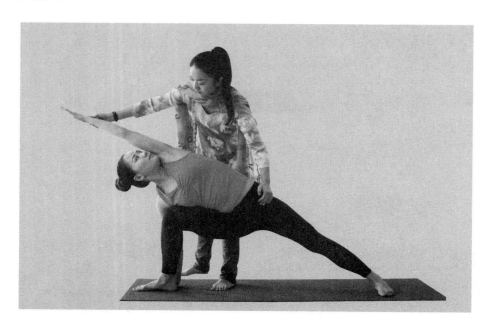

常见错误二：弯曲的右腿，大小腿之间没有 90°，右腋窝远离右膝外侧。

纠错的方法：站在练习者的后面，左手放在左侧髋部前侧，右手从练习者右腋窝穿过抓住右膝，双手用力让练习者身体向后、向下。

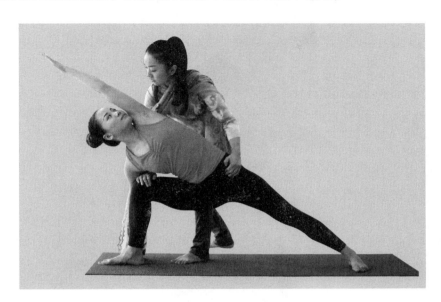

体位辅助：

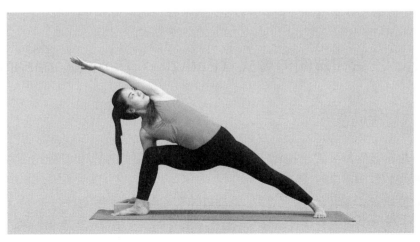

用砖练习

靠墙练习

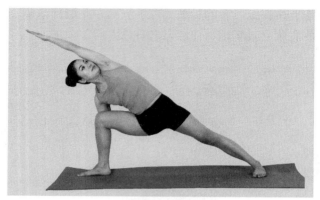

身体贴靠墙面练习

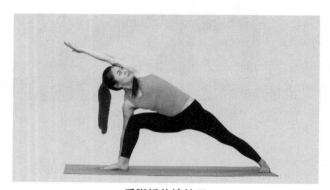

后脚抵住墙练习

七、三角扭转侧伸展式（Parivrtta　Parsvakonasana）

（一）体位提示

三角扭转侧伸展式比扭转三角伸展更为强烈，促进腹部和脊椎的血液循环，减少腰侧的赘肉。

体位重点：①转动左脚后跟，带动身体和左腿向右侧扭转。

②左臂绕过右膝，左腋抵右膝外侧，左手掌贴近右脚外侧的地面。

③保持左膝绷直。

（二）体位示范与引导语

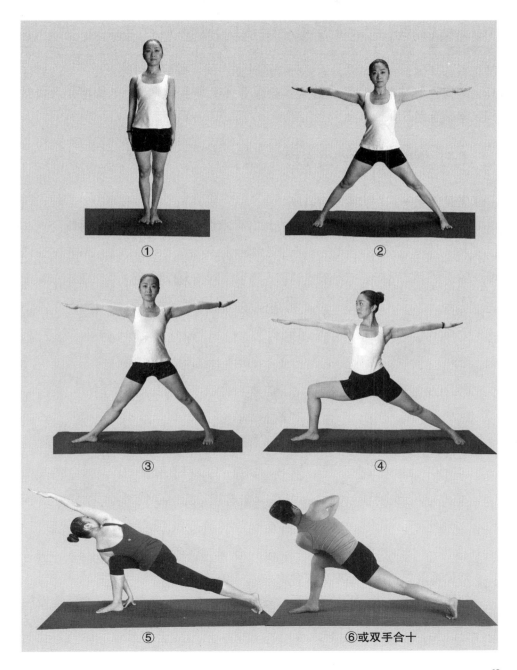

引导语：

山式站立开始，双脚分开，相距约一条腿长距离；双臂向两侧充分伸展，左脚向内转 30°，右脚向外转 90°。呼气，弯曲右腿，右大腿平行于地面，胫骨垂直于地面，并与右脚跟在一条直线上（即大小腿成 90° 角）。呼气，转动左脚后跟，带动身体和左腿向右侧扭转，右手上左手下，左臂绕过右膝，左腋抵右膝外侧，左手掌贴近右脚外侧的地面，向右侧努力扭转脊柱，伸右臂过耳，眼睛注视伸展的右臂，保持左膝绷直（或双手合十，左上臂抵住右膝外侧，眼睛看向天花板）。

（三）体位辅助与纠错方法

常见错误一：左脚跟没有转正。
纠错的方法：站在练习者后面，用右脚掌推动并抵住练习者左脚跟。

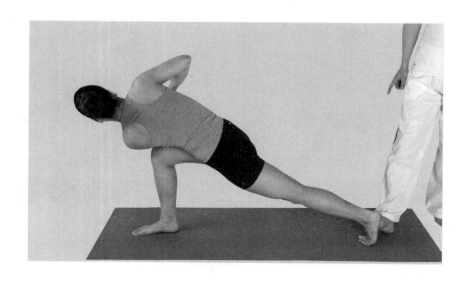

常见错误二：扭转不充分、含胸。
纠错的方法：站在练习者背后，右手掌贴靠在练习者右肩上，左手掌托住练习者左肩背面，右手向后推压，使练习者右肩胛骨内收，打开胸腔。

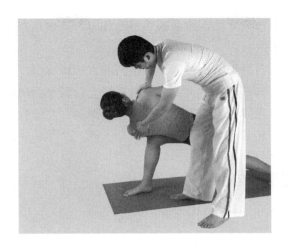

（四）体位拓展

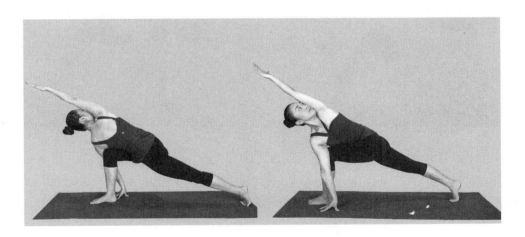

八、半月式（Ardha Chandrasana）

（一）体位提示

半月式，意为模仿一半的月亮，ardha 意为"半"，chandra 可译为"月亮"。有规律地习练此式可以延长专注的时间，脊柱得到深度伸展，提高平衡能力。初学者、生理期女性，适合靠墙进行练习，高血压、心脏病患者需要在瑜伽教练的指导下进行。

  体位重点：①右手指落在右脚小脚趾斜前方 30° 的地方。

      ②脚跟与同侧坐骨在一条直线上，脚趾朝向前侧。

      ③先伸直抬起的腿，再蹬直支撑腿；左侧骨盆前侧向上、向后转带动躯干转动。

（二）体位示范与引导语

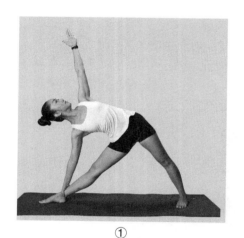

①

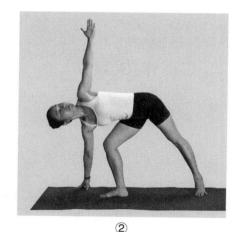

②

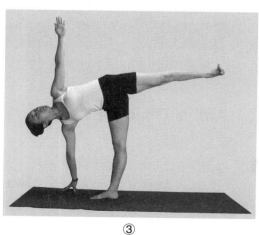

③

引导语：

在三角伸展式的基础上开始，弯曲右腿，将右手落在右腿小脚趾斜前方 30° 的地方，左脚大脚趾点地。右臂伸展的同时把左脚落在两脚间一半的距离。先蹬直抬起的左腿，左腿大腿侧面与地面平行，左脚趾朝向前侧，再蹬直支撑腿右腿，右腿肌肉收紧、髌骨上提。左侧骨盆前侧提起并向后转，带动躯干向上、向后转。右侧肩胛骨内收、左侧肩胛骨向上伸展远离脊柱，眼睛看向右手指方向。

吸气，弯曲右腿，同时左脚尖落在两腿之间一半距离点地，再往后落一半，右手支撑脚踝做个更完美的三角伸展式起身还原。

（三）体位辅助与纠错方法

常见错误一：抬起腿同侧髋部前侧没有打开。

纠正的方法：站在练习者后面，用左侧身体抵靠住练习者右腿和臀；右手抓住练习者左手腕，同时用左手放在练习者左髋前侧帮助向上、向后转。

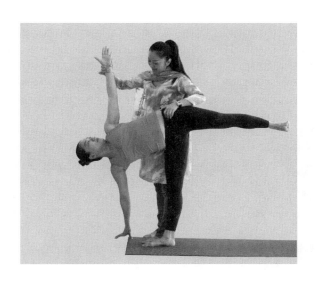

　　常见错误二：抬起腿脚后跟与同侧坐骨不在同一直线上。

　　纠正的方法：站在练习者后面，用左侧身体抵靠住练习者，右手抓住练习者左手腕，左手从练习者抬起腿下面穿过，托住左小腿，帮助脚后跟与同侧坐骨在一直线上。

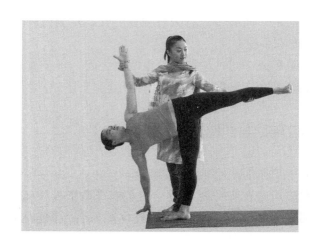

　　体位辅助：

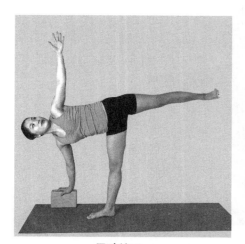

用砖练习

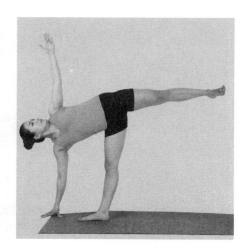

靠墙练习

多种辅助

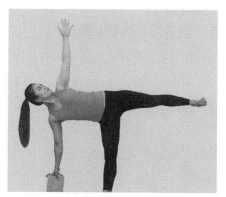

脚底抵住墙，手用砖练习

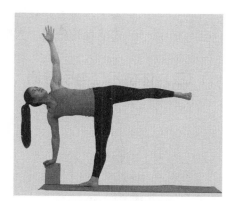

身体贴靠墙，手用砖练习

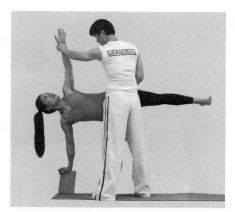

靠墙用砖保护下练习

九、战士第一式（Virabhadrasana Ⅰ）

（一）体位提示

战士第一式，同战士第二式一样都是以神话故事中的武士维拉巴德纳（Virabhadra）命名。常练习可以使胸部肌肉扩展，缓解肩部和背部僵硬，手臂高强度伸展，提高双膝和大腿的柔韧性。由于此体式很耗费体力，练习时不宜停留时间过长，尤其高血压和心脏病患者不宜练习。

体位重点：①弯曲的前腿，大腿与小腿垂直。

②手、躯干、腹股沟外侧在一条直线上。

③伸直的后腿，大腿前侧向上、向后提，髌骨上提。

（二）体位示范与引导语

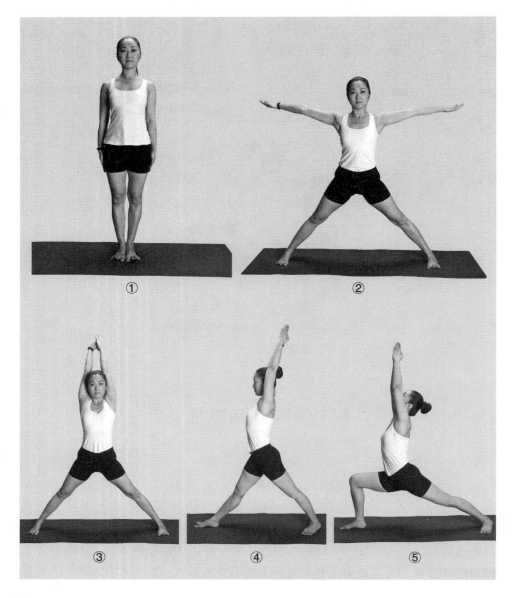

① ② ③ ④ ⑤

引导语：

从山式站立开始，两脚分开一条腿稍长距离，两臂向侧打开，从上臂根部开始翻转手臂，掌心向上，合拢手臂，在头顶上方掌心合十，双手充分向上延伸。左脚向内转 60°，右腿向外转 90°，身体向右侧转，左腿充分内旋，将两侧的坐骨尽量转到同一个平面，骨盆摆正。后脚的脚后跟边缘压住地面，脚掌外侧压住地面，后腿展开膝窝的后侧，髌骨上提。打开前脚脚掌，均匀压住地面，呼气，弯曲前腿，大腿面与地面保持平行，小腿胫骨内侧与腹股沟保持在一条直线上。打开胸腔，肩胛骨内收，腰椎拉长，充分伸展手臂，使手、躯干、腹股沟外侧在一条直线上。眼睛看向手指方向。

吸气，用双手向上拎起的力量，蹬直右腿，转身，换另一侧练习。

（三）体位辅助与纠错方法

常见错误一：前腿弯曲，大小腿之间不是 90°。

纠正的方法：用战士第二式的纠正方法，双手中指拉住膝窝向前。

常见错误二：身体没有充分伸展，手臂没有向上伸直。

纠正的方法：

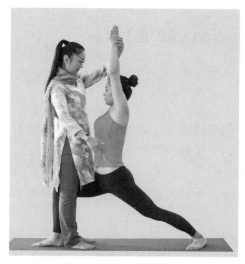 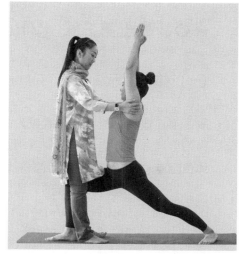

双腿夹住练习者的弯曲腿，
左手握住练习者手腕向上提

双腿夹住练习者的弯曲腿，双手握在练习者
手臂的根部向后、向上提，帮助其展开身体

常见错误三：后腿前侧没有向上，向后提。

纠正的方法：站在练习者的侧面，右手握住练习者右臂固定；左手抬起练习者后腿前侧向上抬。

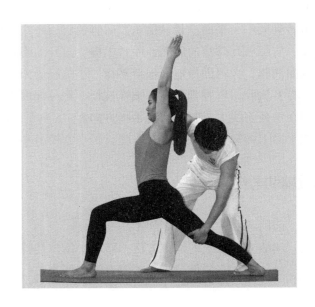

一〇、战士第三式（Virabhadrasana Ⅲ）

（一）体位提示

战士第三式，是战士第一式更为强烈的后续体式，锻炼平衡与力量，使腿部肌肉匀称和强健；老人、体弱者不宜练习，生理期女性宜靠墙练习。

体位重点：①抬起腿的脚后跟旋转向上。

②先蹬直抬起的后腿，再蹬直支撑的前腿，使手、躯干、骨盆和后腿在一个平面上。

③完成体式的过程，身体始终保持在同一平面上，重心不能起伏。

（二）体位示范与引导语

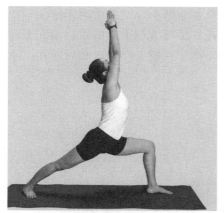

在战士第一式基础上开始

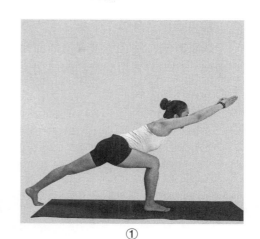

①

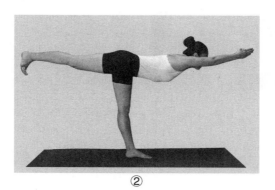

②

引导语：

在战士第一式的基础上，呼气，从腹股沟前侧开始身体向前延展，躯干的前侧和背部等长伸展，眼睛看着手指的方向，同时将左脚的脚后跟旋转向上，脚后跟和脚掌保持垂直并向前一小步，左大腿前侧向上提。蹬直左腿，左脚趾完全朝向地面，再蹬直右腿，两侧的臀部、坐骨保持在同一个平面上，蹬直的后腿、骨盆、躯干和手保持在同一个平面上；支撑的前腿腹股沟向后、向下，两侧手臂尽量伸展，眼睛看着手指尖的方向，保持平衡。

吸气，左脚掌落地向后伸展左腿，抬起身体成战士一式，用手向上拉伸的力量直接起身转向另一侧练习。

（三）体位辅助与纠错

常见错误：身体不平稳，手、躯干、骨盆和后腿不在一个平面上。

纠正方法：站在练习者身体前侧，双手托住练习者双手向前拉，帮助平衡和伸展，让练习者抬起腿的脚底用力向后蹬，使手、躯干、骨盆和后腿在一个平面上，保持平衡。

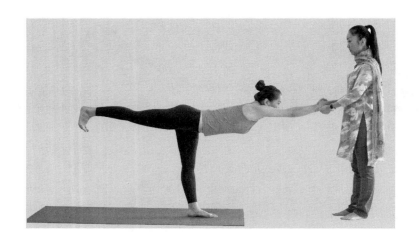

体位辅助：

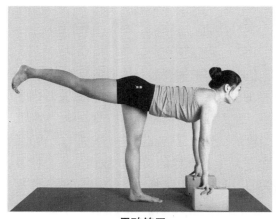

用砖练习

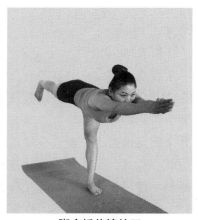

脚底抵住墙练习

多种辅助

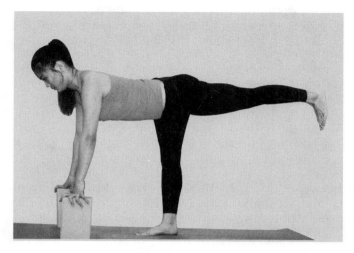

脚底抵住墙，双手支撑砖

一一、加强侧伸展式（Parsvottanasana）

（一）体位提示

加强侧伸展式，使胸部两侧得到强力拉伸，有助于消除肩、颈和肘关节的僵硬。

　　体位重点：①两侧的坐骨尽量转到同一个平面，骨盆摆正。

　　　　　　　　②身体前侧向上充分伸展后向前向下弯曲。

　　　　　　　　③从下腹部开始，躯干的中心、胸骨的中心逐一贴靠右腿的前

　　　　　　　　　侧，前额落在右小腿上。

（二）体位示范与引导语

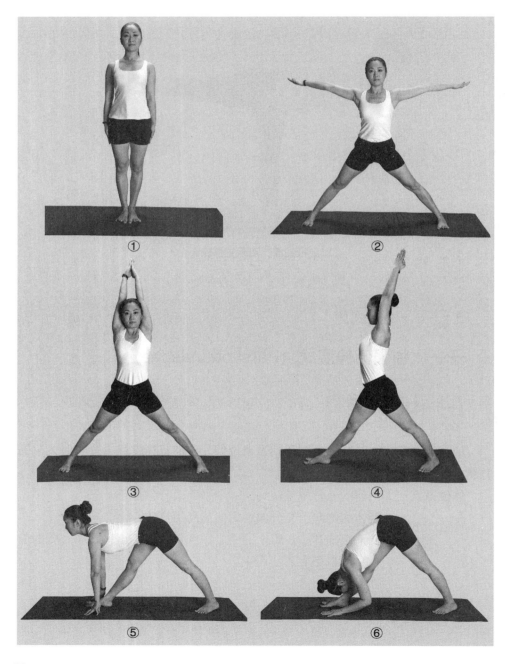

引导语：

从山式站立开始，两脚分开一条腿稍长距离，两臂向两侧充分伸展，从上臂根部开始翻转手臂，掌心向上，合拢手臂，在头顶上方掌心合十，双手充分向上延伸；左脚向内转60°，右脚向外转90°，身体向右侧转，左腿充分内旋，将两侧的坐骨尽量转到同一个平面，骨盆摆正。身体前侧向上充分伸展后向前、向下弯曲，双手分别放在右脚小脚趾的两侧，手指和小脚趾保持平行，用5个手指头成碗状支撑，吸气，伸展脊柱，伸展颈部，呼气，从下腹部开始，躯干的中心、胸骨的中心逐一贴靠右腿的前侧，前额落在右小腿上，弯曲手肘，保持几秒。

吸气，双臂向前伸展，夹住双耳，抬起身体，转另一侧练习。

（三）体位辅助与纠错

常见错误：身体向腿贴靠时拱背。

纠错的方法：站在练习者后面，双脚分别位于练习者后腿两侧，双手放于练习者背部，用整个手掌向前推，帮助练习者身体贴靠前腿。

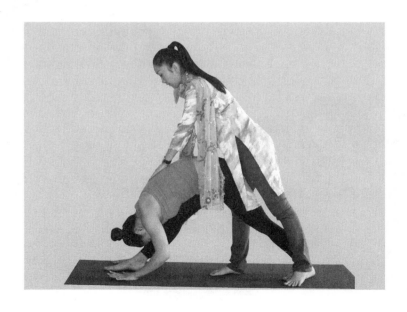

体位辅助：

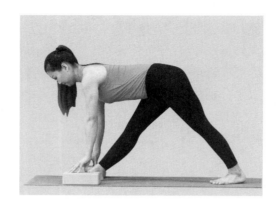

用砖练习

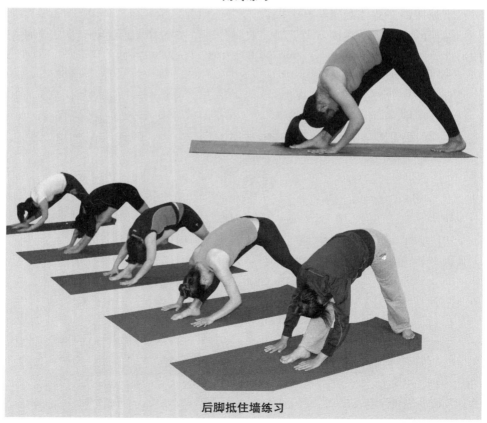

后脚抵住墙练习

一二、双角式（Prasarita Padottanasana）

（一）体位提示

Prasarita 意为向外伸展或展开，Pada 意为腿或脚。双角式能使双腿得到充分的伸展。此体式是体式中两腿之间距离最大的，也称"一半的倒立体式"。练习时头部可以落于砖或抱枕上，通常放在站立体式的结尾部分，头倒立练习之前，帮助初学倒立体式者克服心理恐惧。此体式停留时间不要超过1分钟。

体位重点： ①先从耻骨开始整个身体提起，再向前。

②头顶最高端落在地面上，坐骨与脚后跟垂直。

③手指与脚跟对齐，腰背处出现自然弧线。

（二）体位示范与引导语

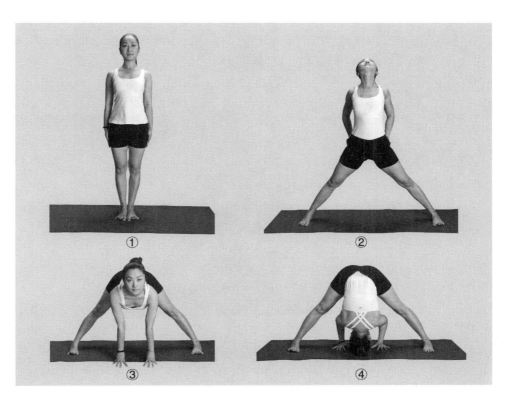

引导语：

山式站立开始，双脚分开，相距比一条腿距离长，脚趾朝向前，双手叉腰放在骶髂关节，双肩向下、向后旋，双肘尽量靠近，从耻骨开始把整个身体向上提起，抬起头部，保持耻骨到胸腔下端充分伸展。身体向前俯，双手支撑在身体正下端即两侧腋窝下端地面，整个身体尽量放平。头顶最高端落在地面上，双手放在脚掌后侧，手指与脚跟对齐，手肘向里夹紧，前臂垂直地面，臀部、腰背部、骶骨和腰椎出现自然弧线。

吸气，抬头，手用力推动地面，抬起身体，双手叉腰起身。

（三）体位辅助与纠错

常见错误一：坐骨与脚后跟没有垂直，身体重心向后。

纠错的方法：站在练习者背部后面，双手分别放在练习者坐骨处，帮助练习者重心向上、向前，与脚后跟垂直。

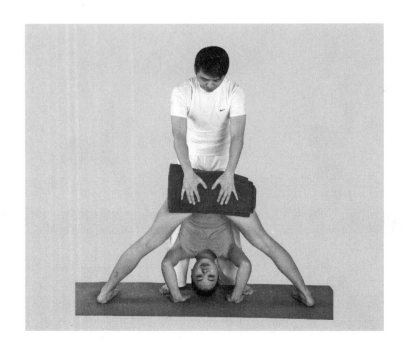

体位辅助:

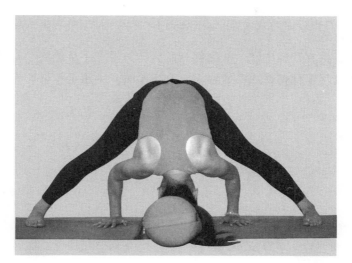

用抱枕练习

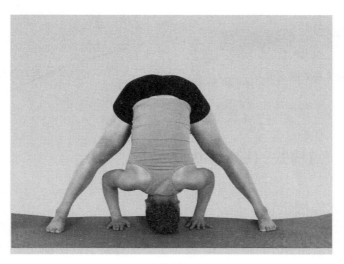

靠墙练习

(四) 体位拓展

双角伸展式：
　　一只手支撑在双腿中间，从腰部开始旋转，另一手从侧向上打开，充分伸展手臂，两臂尽量保持在一条直线上。交换手时，手跟手重叠，然后换另一手向上。

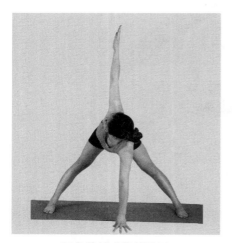

双角伸展式靠墙练习

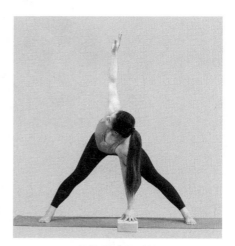

双角伸展式用砖练习

一三、幻椅式 (Utkatasana)

(一) 体位提示

　　这个体式如同坐在一把假想的椅子上，能缓解肩部僵硬，纠正腿部缺陷，扩展胸部和增强腹部器官。
　　体位重点： ①弯曲双膝下蹲，双膝不超过脚趾。
　　　　　　　　②大腿面尽可能接近水平。

③拉长两侧的腋窝。

（二）体位示范与引导语

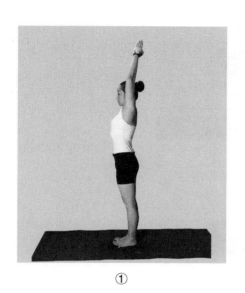

①

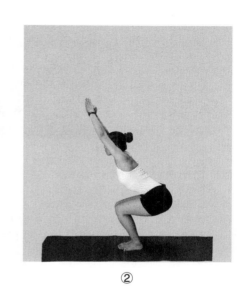

②

引导语：

在山式的基础上开始，双臂向上充分伸展，双手在头顶上方合十。呼气，弯曲双膝下蹲，双膝不超过脚趾，十个脚趾均匀压向地面。尾骨内收，大腿面尽可能接近水平，肩胛骨上端充分内收，拉长两侧的腋窝，手臂下端的肌肉向上提，打开胸腔，保持一会儿。

吸气，双手向上伸展，带动身体起立。

（三）体位辅助与纠错方法

常见错误：双膝垂线超过脚趾，身体不平衡。

纠错方法：站在练习者侧面，一手抓住练习者双手向上伸展，另一手掌放在练习者下腰背向后推，使练习者重心向后，保持平衡。

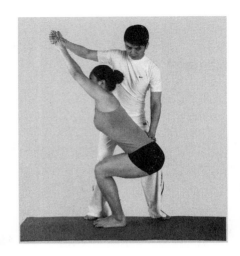

体位辅助：

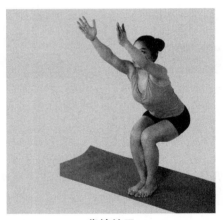

靠墙练习

一四、鹰式（Garudasana）

（一）体位提示

Garuda 的意思为鹰。鹰是众鸟之王的名字，所以鹰式也称鸟王式。可以强健脚踝，缓解腿部抽筋，消除肩部僵硬。

体位重点: ①一只脚脚背勾住另一腿的小腿。

②与支撑腿异侧的手在外。

(二)体位示范与引导语

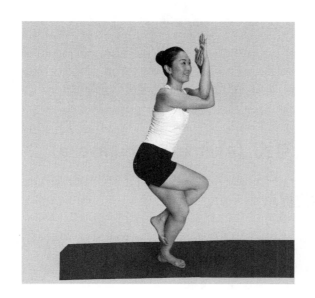

引导语 (以抬起右腿为例):

从山式开始,弯曲双腿,抬起右腿,右脚背勾住左小腿。双臂向两侧伸展,掌心向下,然后双臂相对合拢,左臂在上右臂在下,弯曲双肘,右手掌心向右侧,左手掌心向左侧,肘与肩平。前臂远离面部,尾骨内收,后背部挺直;眼睛看向前方,余光看向后脑。

(三)体位辅助与纠错方法

常见错误:脚勾不上。

纠错方法:站在练习者的后面,双手扶住练习者的双肩帮助平衡,同时用脚去帮助练习者勾上去。

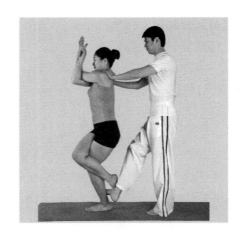

一五、拉弓式（Akarna Dhanurasana）

（一）体位提示

拉弓式，增强下腰背脊柱，增强腹部及大腿力量，使臀部上翘，锻炼平衡。

体位重点： ①右手抓住右脚背。

②右大腿和身体平。

③两肩保持平行。

（二）体位示范与引导语

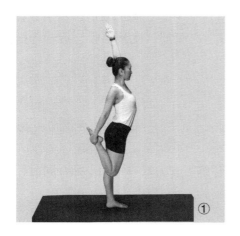

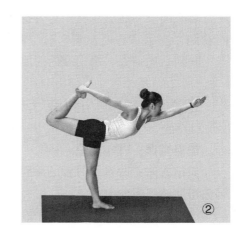

引导语：

从山式开始，右小腿向后弯曲，右手抓住右脚踝，左手向上充分伸展，呼气，左臂带动身体向前，右手拉动右腿向后、向上伸展，右大腿和身体尽量持平，右大腿前侧用力向上提，右小腿向前回收，右脚后跟靠向同侧坐骨；两肩保持平行，眼睛看着左手指方向，身体保持平衡。

（三）体位辅助与纠错方法

常见纠错方法：站在练习者身体的一侧，靠着练习者；左手抓住练习者左手腕，右手握住练习者右脚踝帮助向前伸展和抬腿。

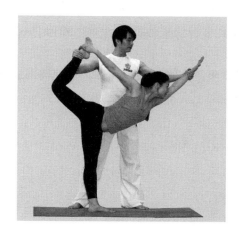

体位辅助：

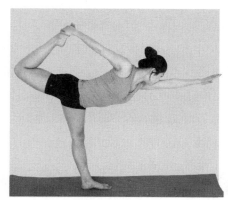

靠墙练习

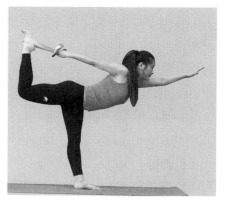

瑜伽带练习

第二节　跪立体位

一、雷电坐（Vajrasana）

（一）体位提示

Vajrad 意为雷电或金刚，所以雷电坐也称金刚坐，也有称霹雳坐的。一般作为跪立起始体式，也常作为体式练习中的过渡动作，是非常适合初学者的坐姿。此式能促进上半身的血液循环，对生殖腺体和器官有益，还可以有效防治便秘。

体位重点： ①臀部坐落在脚后跟前先用双手把臀部肌肉向后向两侧拉伸。
②腰椎向上，身体不塌腰。

（二）体位示范与引导语

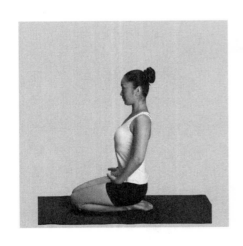 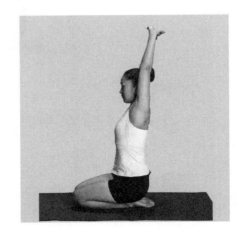

引导语：

跪坐在地面上，膝盖并拢在同一平面上，脚后跟并拢，十个脚趾均匀压向地面，臀部坐在脚后跟上，坐立下去时，用双手先将臀部肌肉向后向两侧拉；

腰椎向上，打开胸腔，尾骨内收，眼睛平视前方，双手可以放在双腿上，也可以双臂向上伸展，双手十指相交，掌心向上。

（三）体位辅助与纠错

常见错误一：双脚没有并拢，身体两侧没有充分伸展，腰背没有挺直。

纠错的方法：站在练习者后面，双脚分开，用脚的内侧将练习者的双脚向内并拢，同时双手抓住练习者手腕拎起手臂向上伸展。

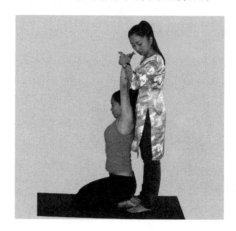

常见错误二：没有打开胸腔，肩胛骨没有内收。

纠错的方法：双手扶住练习者的双臂，用膝盖顶住练习者的两侧肩胛骨中间，帮助其肩胛骨内收，打开胸腔。

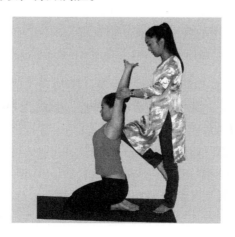

体位辅助：

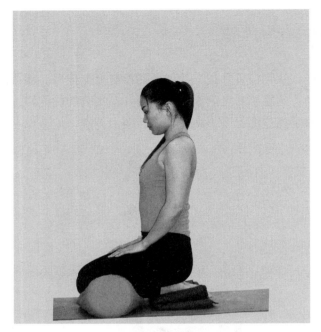

用毯和枕练习

二、英雄式（Virasana）

（一）体位提示

英雄式，是跪立体式的一个过渡体式，模仿武士的坐姿。Vira 意为英勇的、勇敢的或英雄的。此式能使胸部得到伸展，提高深呼吸的能力，缓解关节的僵硬，对于调整脚的角度非常有帮助。

体位重点：①臀部下落时，小腿的肌肉先向外拨。

②两膝盖尽量碰在一起，髌骨转 45°。

③双臂从腋窝开始伸展，垂直地面。

（二）体位示范与引导语

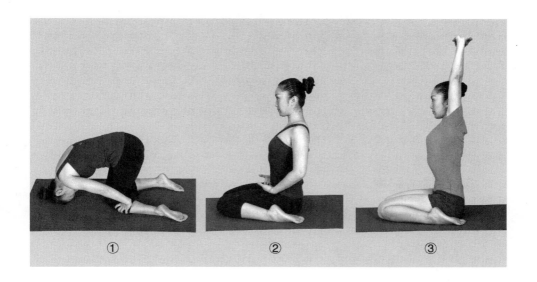

① ② ③

引导语：

从雷电坐开始，头顶最高端落在地面上，双手拉住双腿小腿的肌肉，手指从膝窝插进去，将小腿的肌肉先向下拉再向外拨，脚趾均匀压住地面，臀部坐在两脚掌中间，小腿内侧与大腿外侧相碰触，小腿肌肉向外翻转，大腿肌肉向内翻转；膝盖尽量碰在一起，髌骨转 45°，脚后跟的边缘尽量靠在大腿外侧，把臀部的肌肉向后拉；从腋窝开始向上伸展双臂，垂直于地面，双手在头顶十指相交，掌心朝向天花板，上提胸骨，胸部扩展，伸展躯干两侧，保持双膝稳固下压。

（三）体位辅助与纠错

常见错误一： 臀部无法着地，身体没有垂直。
纠错的方法： 在臀部下面垫砖或毯。

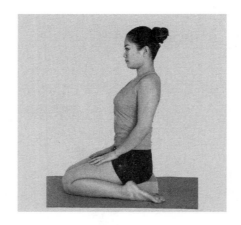

（四）体位拓展

扭转英雄式

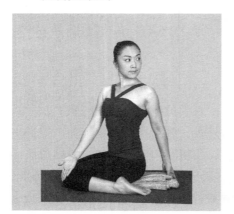
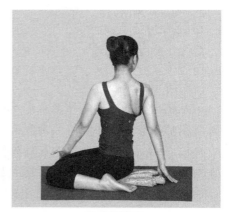

向左侧扭转   向右侧扭转

三、猫伸展式（Marjaryasana）

（一）体位提示

    猫伸展式，双手、双膝和小腿着地，呈动物爬行姿态；是一种温和有效的热身方式，能增强脊柱柔韧性和滋养神经，使背部、腹部肌肉得到有效锻炼，对女性有着很好的调理作用。

体位重点：①手臂、大腿垂直地面。

②呼气，肋骨、胸腔内凹，背部推向天花板。

③吸气，从尾骨开始逐一延展脊柱。

（二）体位示范与引导语

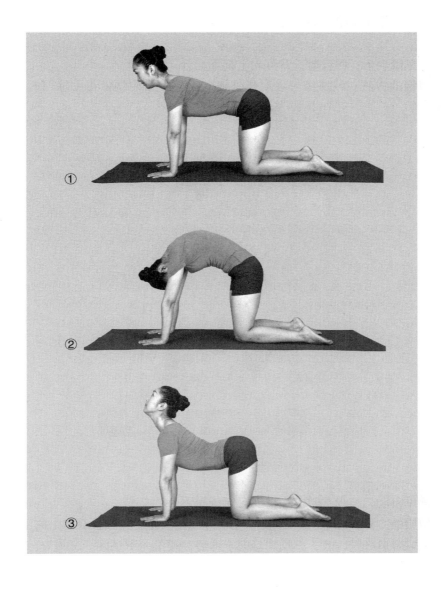

引导语：

双腿膝盖分开着地，与骨盆同宽，脚趾着地，大腿垂直地面，小腿前侧着地；双手在腋窝下面，五指自然分开支撑地面，手指朝前，前臂垂直地面。呼气，尾骨内收，耻骨上提，肋骨、胸腔内凹，背部像簸箕一样完全展开。吸气，抬头，腰椎、骶骨向下，从尾骨开始逐一延长整个脊椎，眼睛看向天花板。

（三）体位辅助与纠错

常见错误一：呼气时，背部向上推不充分。

纠错的方法：站在练习者双腿外侧，用双手或瑜伽带帮助练习者背部向上推。

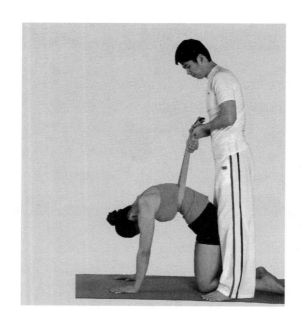

常见错误二：吸气时，腰椎没有充分向下。

纠错的方法：站在练习者双腿的外侧，双手放在练习者双肩上向下推压，帮助练习者肩胛骨内收，颈椎向后向上伸展，腰椎向下延展。

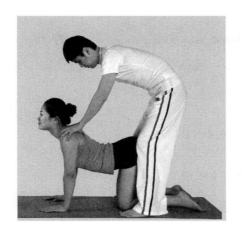

四、虎式平衡式（Chakravakasana）

（一）体位提示

虎式平衡式，能增强平衡能力，增强臀部力量和臂部力量。

体位重点：①抬起的手臂和腿要求异侧。

②骨盆、髋关节摆正。

③从尾椎到颈椎保持平直。

（二）体位示范与引导语

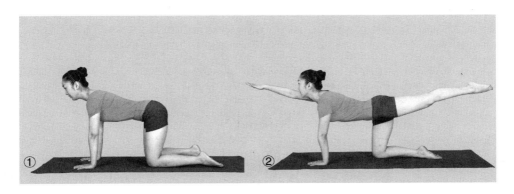

引导语：

猫式开始，从右侧腹股沟前侧开始向前伸展右手臂；同时从腰椎开始向后抬起左腿，左脚背伸直；两侧骨盆摆正、髋关节摆正，两肩在一个水平线上，从尾椎到颈椎保持平直。

（三）体位辅助与纠错方法

常见错误一：身体不平稳，手臂伸展不充分。

纠错的方法：站在练习者前面，用双手或单手拉住练习者的手帮助平衡和充分伸展手臂。

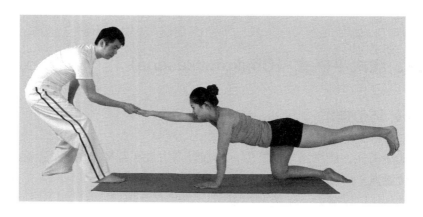

常见错误二：向后伸展的腿上抬不充分。

纠错的方法：站在练习者侧后面，一手放在练习者抬起腿髌骨处，帮助上抬；另一手放在练习者另一侧髋部帮助摆正髋关节。

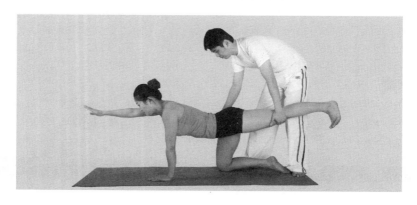

五、虎式（Vyaghrasana）

（一）体位提示

虎式，可以减少髋部和大腿的赘肉，伸展脊柱。

体位重点：①吸气，膝盖触及前额。

②呼气，腿向后伸展。

（二）体位示范与引导语

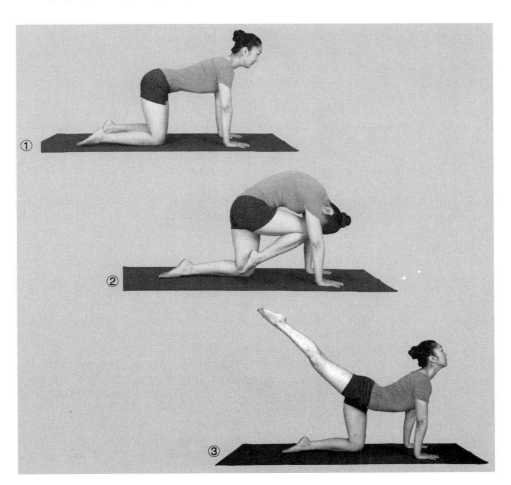

引导语：

从猫式开始，双膝并拢，吸气，低头，肋骨、胸腔内凹，背部顶向天花板，同时抬起右膝贴向前额。呼气，抬头，延展脊柱，同时打开右腿向后伸展，打开胸腔，腰背成凹形，髋关节摆正。

（三）体位辅助与纠错方法

常见错误：向后伸展腿向上抬起不够充分。

纠错方法：站在练习者后侧，一手托住练习者腰侧，另一手抬起练习者后腿，或者让练习者后腿上抬去触碰保护者的手。

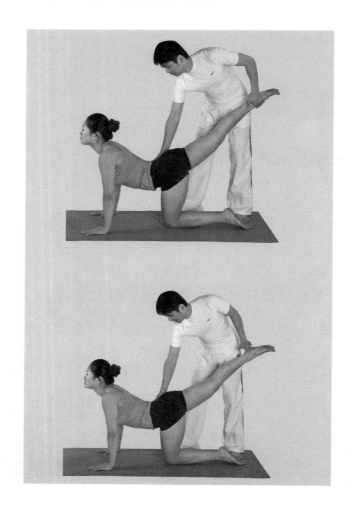

六、牛面式（Gomukhasana）

（一）体位提示

Go 的意思是牛，Mukha 的意思是脸，Gomukha 的意思是长着酷似牛脸的人。这个体式可以使腿部肌肉保持弹性，胸部得到完全伸展，背部更为挺直。

体位重点： ①两膝盖重叠在一起。

②在上的膝盖，同侧手臂向下，手掌放在肩胛骨中心。

③两侧腋窝在同一平面上。

（二）体位示范与引导语

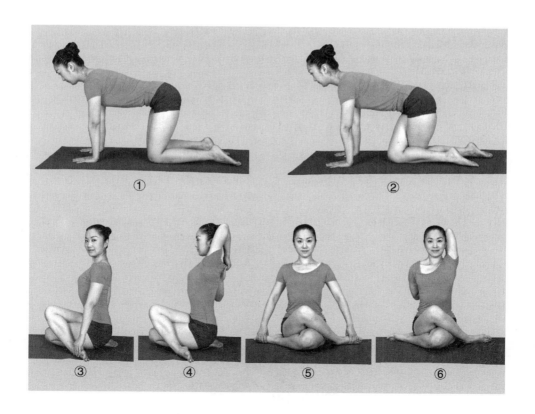

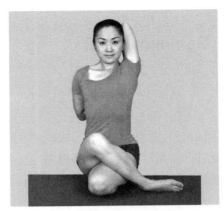

传统牛面式

引导语：

从猫伸展式开始，吸气，抬起右腿向前跨向左腿，右小腿落在身体左侧地面，双膝重叠。双手推动地面，抬起上身，臀部坐落在双脚之间，双手握住双脚。右臂向上伸展向后，右手背落在肩胛骨中间，左臂向上伸展弯曲，左肘贴靠左耳朝向天花板。呼气，左手向后落在背部，抓住右手或双手十指相扣。肩胛骨向前推，打开胸腔，两侧腋窝在一个平面上。

（三）体位辅助与纠错方法

常见错误一：双膝无法重叠在一起，或者髋关节、膝关节比较僵硬导致无法重叠。

纠错的方法：在臀部下面垫砖或毯。

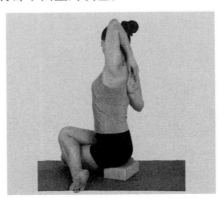

　　常见错误二：两侧腋窝不在同一平面。

　　纠错的方法：站在练习者后面，一手放在练习者上面手臂的肘上，另一手放在练习者另一侧肩前侧，帮助调整。

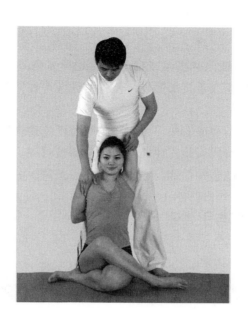

　　常见错误二：双手无法在背后相扣。

　　纠错的方法：使用瑜伽带子，双手分别上下抓住。

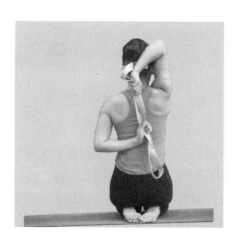

七、门闩式（Parighasana）

（一）体位提示

Parigha 的意思为锁门的横梁或横木。此式身体姿势仿佛用于锁门的交叉横梁；脊柱侧弯有助于改善背部僵硬，使骨盆区域得到伸展，腹部肌肉和器官保持良好状态。

体位重点：①先折叠瑜伽垫，将右腿的膝盖抵住瑜伽垫的边缘。

②左脚脚后跟压住地面，与左膝盖对齐。

③左膝盖的前侧与右脚后跟在一条直线上。

（二）体位示范与引导语

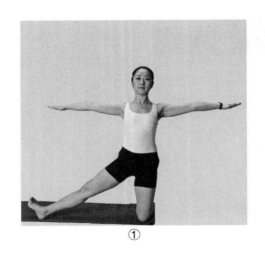
①

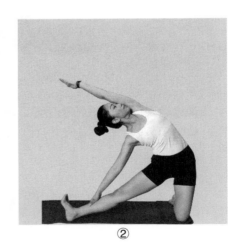
②

引导语：

先折叠瑜伽垫，将左膝盖抵住瑜伽垫的边缘，左小腿的胫骨、左脚踝、左脚趾压住地面。右脚脚后跟压住地面，与左膝盖对齐，展开右脚掌和右脚趾，右大腿内侧收紧向上提。尾骨内收，做三角伸展式，左臂贴住左耳，肩胛骨内收，左膝盖的前侧与左脚后跟在一条直线上，眼睛看向天花板。

（三）体位辅助与纠错方法

常见错误： 身体向侧伸展时，不在同一平面上。

纠错方法： 站在练习者侧弯一侧，用脚抵住练习者的脚，一手抓住练习者上面的手，帮助练习者调整身体的重心。

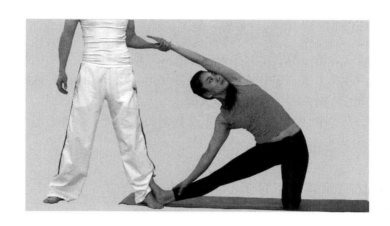

体位辅助：

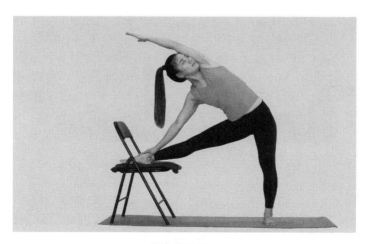

使用椅子练习

第三节　坐立体位

一、手杖式（Dandasana）

（一）体位提示

Danda 的意思是一根棍子或者手杖。此式也称坐立山式，是所有坐立前屈和扭转体式的基础，能改善体态，拉伸腿部肌肉，让脊柱完全挺直地坐直。

体位重点： ①先用双手拉伸臀部肌肉。
②双脚并拢，脚趾朝上，双腿肌肉收紧，髌骨上提。
③肩胛骨内收，挺直腰背。

（二）体位示范与引导语

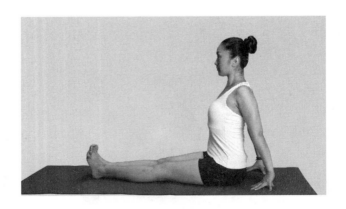

引导语：
坐在地上，双腿伸直，先用双手插入臀下，将臀肌向后向两侧拉开，使臀部下端的皮肤非常好地展开、压住地面。双脚并拢，脚趾朝上，双腿肌肉收紧，髌骨上提，膝盖后侧完全压向地面。耻骨垂直地面，肩胛骨内收，挺

直整个背部，伸展脊柱，双手放在坐骨两侧或略后，手指朝向前，眼睛平视前方。

（三）体位辅助与纠错方法

常见错误一： 背部没有挺直充分伸展。

纠错的方法： 站在练习者后侧，用一脚抵在练习者的背部，帮助练习者伸展。

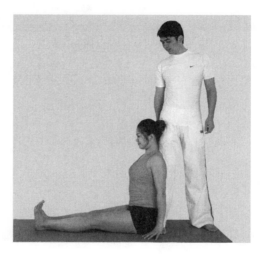

常见错误二： 腋窝前侧没有充分展开。

纠错的方法： 站在练习者后侧方，一脚抵住练习者腰背，双手放在练习者肩上，帮助练习者双肩充分向后伸展腋窝前侧。

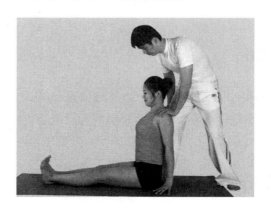

体位辅助：

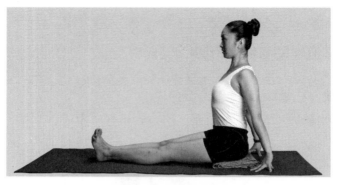

臀部下方放瑜伽毯或砖

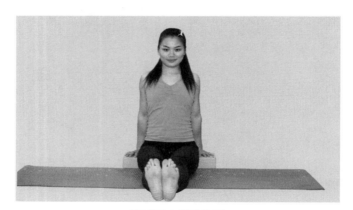

双手下方放瑜伽砖

二、简易坐（Sukhasana）

（一）体位提示

简易坐，是一种比较舒服的坐姿，也是瑜伽基础体式之一，能改善腿部的血液循环；多用于呼吸和冥想练习，适合初学者或腿脚比较僵硬者练习，建议长期站立者常练习。

体位重点： ①双腿弯曲，左右脚在异侧大腿下。
②从尾骨到颈椎垂直地面。

（二）体位示范与引导语

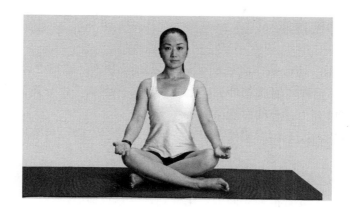

引导语：

　　坐在地面上，双腿弯曲，小腿相互交叉，右脚放在左大腿下，左脚放在右大腿下，双手腕放在两膝上，大拇指同食指点在一起，其他手指放松打开；脊柱向上伸展，从尾骨到颈椎垂直地面。

（三）体位辅助与纠错方法

体位辅助：

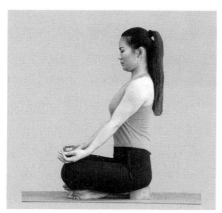

用砖练习

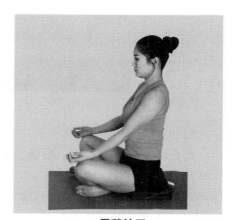

用毯练习

三、半莲花坐 （Ardha Padmasana）

（一）体位提示

半莲花坐，适合初学者或腿比较僵硬的练习者，适宜呼吸练习和冥想练习，这个姿势有利于脊椎的伸展向上，缓解后背疼痛，让膝关节柔软，髋关节灵活，促进腿和下半身的血液循环。

体位重点： ①右脚后跟放在左大腿根的下端，左脚脚后跟抵靠右侧腹股沟前侧。

②托起脚，脚踝和膝盖在一个水平面上。

③脊椎伸展向上，尾椎到颈椎垂直地面。

（二）体位示范与引导语

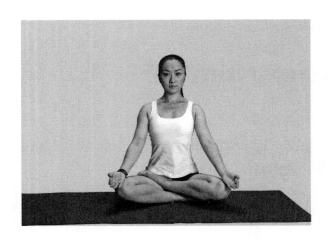

引导语：

坐在地上，右膝弯曲，右腿放在左腿下，右脚后跟放在左大腿根的下端；左膝弯曲，托起左脚放在右大腿上，左脚脚后跟抵靠右侧腹股沟前侧，左脚的脚踝和膝盖在一个水平面上；手腕放在膝盖上，大拇指和食指点在一起，其他手指自然打开；脊椎伸展向上，尾椎到颈椎垂直地面。

（三）体位辅助与纠错方法

体位辅助：

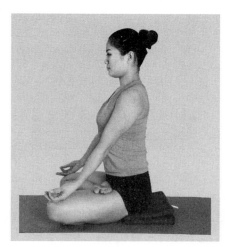

用毯练习

四、全莲花坐（Padmasana）

（一）体位提示

Padma 的意思是"一条莲花"，Padmasana 是莲花式。全莲花坐是瑜伽体式中最为重要和有用的体式之一，主要用于呼吸和冥想练习；也经常被用于头倒立式和肩倒立式的变体中；有利于去除膝盖、双腿和双足的僵硬紧张度，保持灵活柔韧，使腿部均衡发展。

体位重点： ①右脚放在左大腿上接近腹股沟处，左脚放在右大腿上接近腹股沟处。

②小腿彼此交叉。

③身体从底部到颈部，脊柱始终保持挺直。

（二）体位示范与引导语

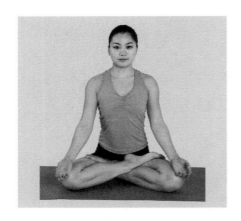

引导语：

　　右腿弯曲，右脚放在左大腿上接近腹股沟处，右脚趾超出左大腿外侧；左腿弯曲，左脚放在右大腿上接近腹股沟处，两侧小腿彼此交叉；伸展双臂，手腕放在膝盖处，大拇指和食指点在一起，其他手指自然打开；伸展脊柱，上半身前后两侧上提，扩展胸部，保持。

（三）体位辅助与纠错方法

体位辅助：

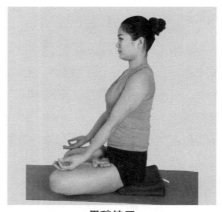

用毯练习

五、束角式 (Baddha Konasana)

(一) 体位提示

Baddha 意为被束缚或被固定，Kona 意为角度。这一体式膝盖弯曲成锐角，双脚跟在会阴处贴合。对于膝部、髋部及骶髂关节的关节炎有辅助疗效，有助于增进腹部、骨盆、背部的血液循环；还可以作为呼吸和冥想的练习体式。

体位重点：①双脚脚跟、脚掌相合。
②脚后跟尽量靠近会阴。

(二) 体位示范与引导语

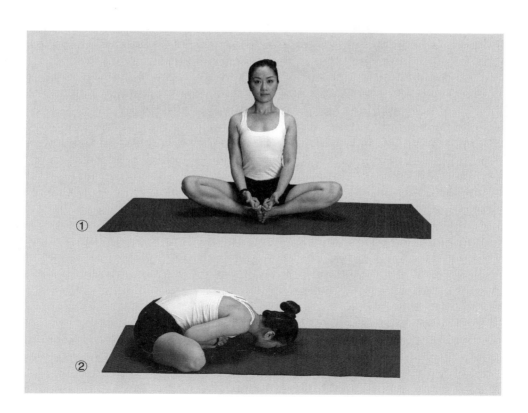

引导语：

从手杖式开始，弯曲双膝，双脚脚跟、脚掌相合，双手十指相扣抓住双脚或用手指勾住大脚趾，将双脚拉向腹股沟，脚后跟靠近会阴，膝盖尽量靠近地面，骶骨、尾骨内收，腹部向上伸展，后背挺直。呼气，身体前屈，用肘部抵住大腿下压，前额贴向地面，保持。

（三）体位辅助与纠错方法

常见错误一：身体前屈不充分。

纠错的方法：站在练习者后面，双手扶在练习者腰背处，手掌向前推。

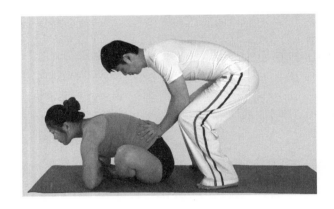

常见错误二：背部拱起，双膝远离地面。

纠错的方法：站在练习者后面，双膝跪地，胸部抵住练习者背部向下；双手扶在练习者双膝上，向下压。

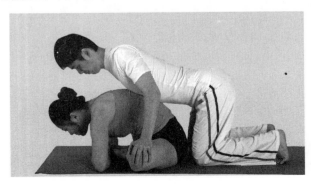

体位辅助:

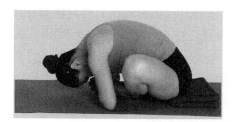

用毯练习

六、坐角式（Upavista Konasana）

（一）教学提示

Upavista 意为就坐或坐下，kona 意为角。这一体式以坐姿将双腿伸展为钝角；能促进骨盆区域的血液循环，伸展腿部筋腱，缓解坐骨神经痛，使经血规律，激活卵巢。

体位重点: ①脚后跟用力压向地面，膝窝压向地面，大腿下端压向地面。

②下巴落在地面上，腋窝前侧放在地面上，腹腔放松不落地。

③膝盖朝向上端。

（二）体位示范与引导语

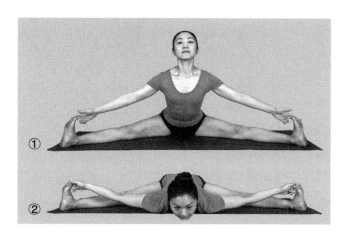

引导语：

从手杖式开始，双腿分开，脚后跟用力压向地面，膝窝压向地面，大腿下端压向地面。双手的拇指、食指和中指扣住大脚趾。从耻骨开始伸展躯干前侧，呼气，把下巴落在地面上，腋窝前侧放在地面上，腹腔放松不落地，胸腔打开，膝盖不要朝向前侧而是朝向上端，持续伸直双腿。

（三）体位辅助与纠错方法

常见错误一： 向前伸展不充分，背部拱起。

纠错的方法： 站在练习者后面，双手放在练习者下背部处，用手掌向前推压。

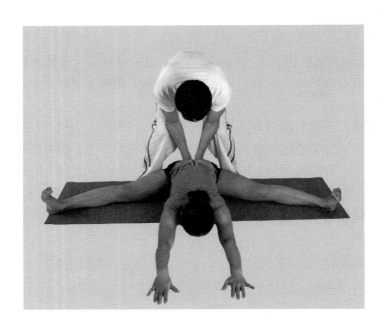

常见错误二： 前屈时膝盖朝向前侧。

纠错的方法： 站在练习者后面，双手放在练习者腹股沟处，双手提起练习者的大腿前侧肌肉，使膝盖朝向上端。

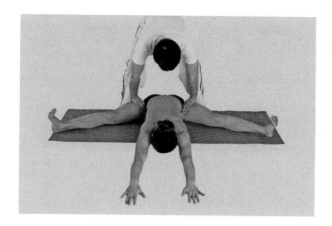

体位辅助：

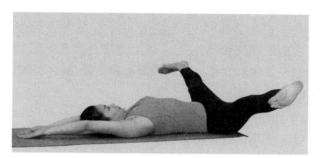

靠墙练习

多种辅助

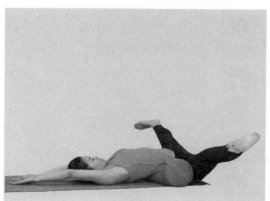

墙和枕练习

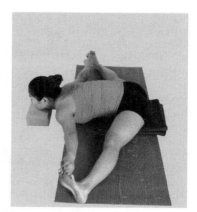

砖和毯练习

（四）体位拓展

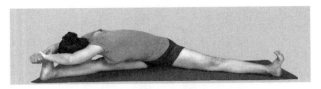

坐角式侧伸展式

七、龟式（Kurmasana）

（一）体位提示

kurma 意为乌龟。此式模仿乌龟，并纪念化身为乌龟的宇宙守护者毗湿奴。此体式强健脊柱、强壮背部，刺激腹部器官，使练习者精神振奋。

体位重点： ①弯曲双膝，双手穿过腿弯。

②下巴落地，肩胛骨前侧压住地面。

③双手掌心压住地面，双腿蹬直。

（二）体位示范与引导语

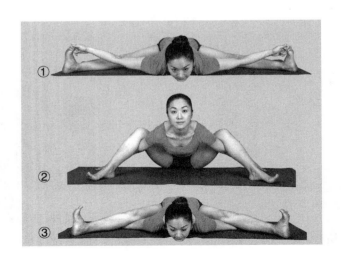

引导语：

在坐角式的基础上，抬起身体，弯曲双膝，双手穿过双腿弯。呼气，下巴落地，双腿蹬直，勾脚跟，双手掌心压住地面，肩胛骨前侧压住地面，双腿收紧，保持。

（三）体位辅助与纠错方法

常见错误一：向前伸展不充分，背部拱起。

纠错的方法：站在练习者后面，双手放在练习者腰背部，向前推压。

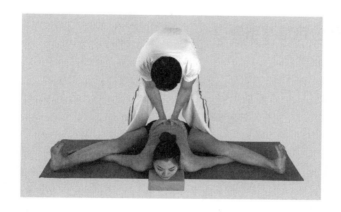

常见错误二：前屈时双腿膝盖朝向前侧。

纠错的方法：站在练习者后面，双手放在练习者腹股沟处，双手提起练习者的大腿前侧肌肉，使膝盖朝向上端。

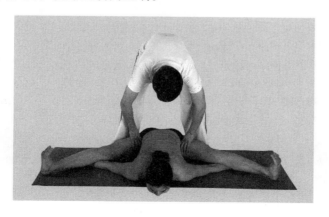

八、船式 (Paripurna Navasans)

(一) 体位提示

Paripurna 意为完满、全部，Nava 意为船。船式，意为身体摆成船的形状。此体式强健肌肉和腹部器官，能够减去身体脂肪。

体位重点：①弯曲双腿，身体向后约 45°。

②脚掌用力向前蹬，蹬直双腿。

(二) 体位示范与引导语

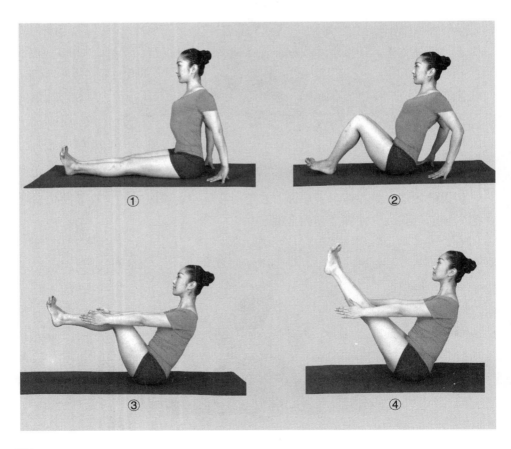

① ② ③ ④

引导语：

从手杖式开始，弯曲双腿，身体向后约 45°。吸气，手臂向前伸展，脚后跟离开地面，小腿与地面平行。脚掌用力向前蹬，蹬直双腿，大脚趾并拢在一起，腿部肌肉收紧，眼睛看向大脚趾方向。

（三）体位辅助与纠错方法

常见错误：双腿没有蹬直，身体不平稳。

纠错方法：站在练习者后面，用腿抵住练习者的腰背，使练习者身体平稳；双手将瑜伽带套在练习者双脚上，用瑜伽带将练习者双腿拉直。

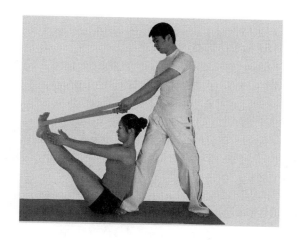

体位辅助：

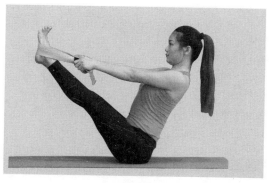

使用瑜伽带

九、半船式 (Ardha Navasana)

(一) 体位提示

Ardha 意思是半，Nava 意思为船或艇。此式加强背部的力量，改善肝脏、胆囊和脾脏。

体位重点： ①打开双肘。

②背部成半圆形。

③双腿蹬直，与地面夹角约为 30°。

(二) 体位示范与引导语

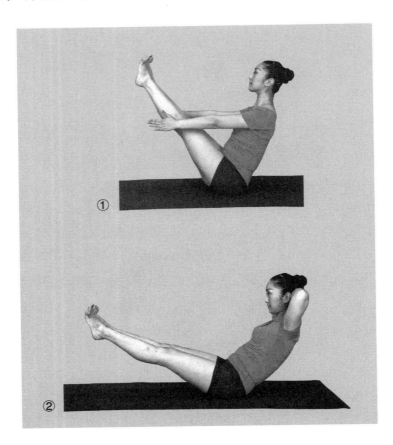

引导语：

在船式的基础上，十指相扣抱住后脑勺，打开手肘，背部拱成半圆形，双腿蹬直，与地面夹角约为 30°。

（三）体位辅助与纠错方法

体位辅助：

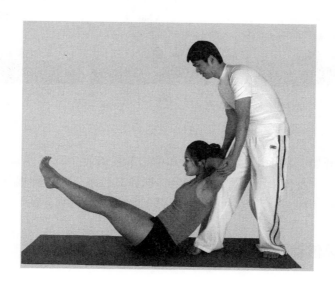

一○、直立手抓脚伸展式（Ubhaya Padangusthasana）

（一）体位提示

Padangusthasana 意为大脚趾，Ubhaya 意为两者、都。此式仅靠臀部保持身体的平衡，锻炼背部，提高平衡，加强大腿后侧肌肉的弹性。

体位重点：①臀部支持平衡。

②双腿与身体贴靠。

（二）体位示范与引导语

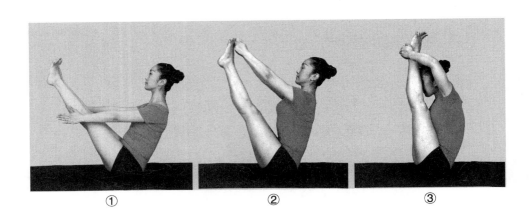

①　　　　　　　②　　　　　　　③

引导语：

从船式开始，双手用拇指、食指和中指抓住脚趾，双膝伸直，髋骨上提，大腿肌肉收紧。身体平衡后，松开脚趾，抓住脚后跟，向上伸展双腿，与身体贴靠，前额触小腿。

（三）体位辅助与纠错方法

常见错误： 双腿与身体没有贴靠。

纠错方法： 站在练习者后面，用双腿抵住练习者背部，双手握住练习者脚后跟，向身体方向推。

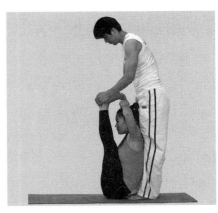

第四节 前屈体位

一、站立前屈伸展式（Uttanasana）

（一）体位提示

站立前屈伸展式，也称加强脊柱前屈伸展式。Ut 意思为强烈，Tana 意思为拉伸、伸展、延伸。练习此式，脊柱能获得极大的拉伸，缓解胃痛。

体位重点：①双手放在双脚两侧。

②身体贴靠双腿前先抬头拉伸脊柱。

③头部贴向双膝。

（二）体位示范与引导语

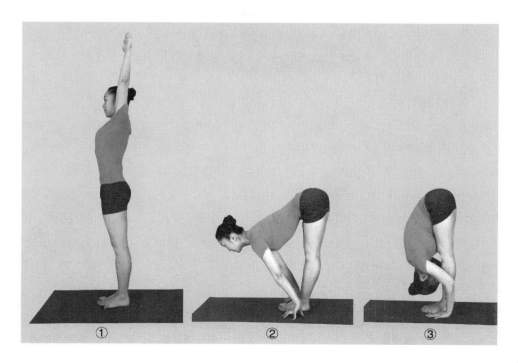

① ② ③

引导语:

从山式开始,双臂向上充分伸展,掌心朝前,伸展脊柱。呼气,身体向前弯曲,双手放在双脚的两侧,吸气,抬起头,身体向前拉伸。呼气,将身体贴靠双腿,头部贴向双膝。

(三) 体位辅助与纠错方法

常见错误:身体没有完全贴靠双腿。

纠错方法:站在练习者侧面,一手放在其腰背处向下推压,一手放在其臀部,帮助身体贴靠双腿。

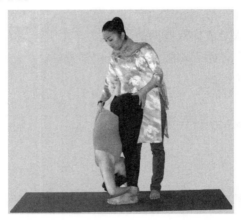

体位辅助:

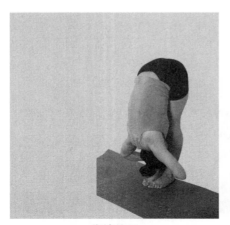

靠墙练习

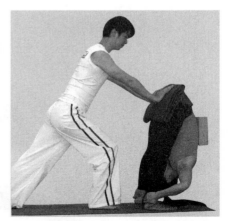

多种辅助练习:砖、毯、墙和保护者

（四）体位拓展

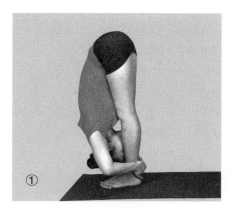

手抓脚踝

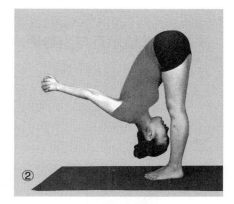

手臂向后伸展

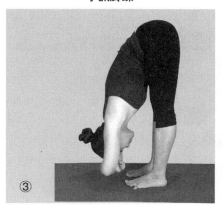

抱臂前屈

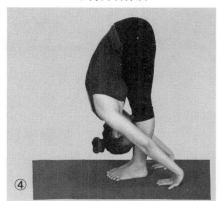

双手在脚后跟

二、头碰膝前屈伸展坐式（Janu Sirsasana）

（一）体位提示

　　Janu 意为膝部，Sirsa 意为头部。此体式坐在地面上一条腿伸直，另一条腿弯曲，然后双手抓住向前伸出的那只脚，把头放在膝盖上。此式伸展脊柱的前侧，消除腿部肌肉和髋关节的僵硬，提高手臂从肩关节到指关节的柔韧性。

体位重点： ①坐骨在同一平面上。

②从髋部开始向前弯曲。

③手肘向上拎起，远离地面。

（二）体位示范与引导语

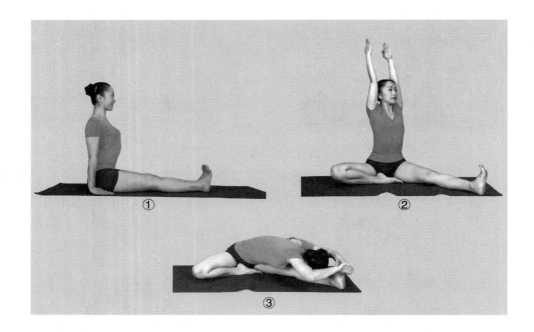

引导语：

从手杖式坐立开始，弯曲右膝，脚后跟贴靠在大腿根部腹股沟内侧，坐骨在一个平面上。手臂向上伸展，从髋部开始向前弯曲，双手抓住脚掌，充分伸展背部，呼气，下腹部、胸部、头部逐一贴向左腿，前额落在左小腿上，手肘向上拎起，远离地面。弯曲的右膝始终下压地面，保持背部完全伸展。吸气，抬起头部，松开双手，双臂向上向后伸展，带动上身坐起。

（三）体位辅助与纠错方法

常见错误： 身体没有贴靠伸直腿，背部伸展不充分。

纠错方法： 跪立在练习者后面，双手放在练习者腰背部，向前向下推。

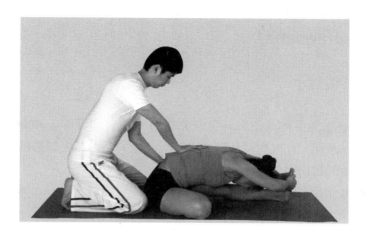

体位辅助：

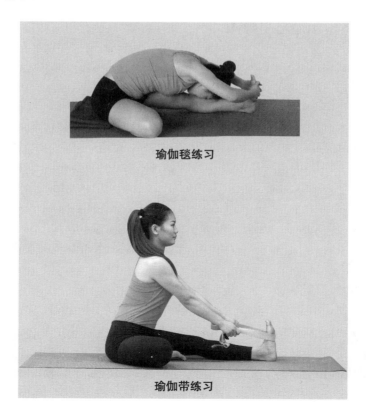

瑜伽毯练习

瑜伽带练习

三、半英雄前屈伸展坐式（Trianga Mukhaikapada Paschimottansana）

（一）体位提示

Trianga 意思为身体的三部分，分别指脚、膝盖和臀部，Mukhaikapada 意思为脸部和一条腿。此式可以使整个身体柔软而灵活，减轻腿部的肿胀，对治疗脚踝和膝盖的扭伤有促进作用。

体位重点： ①右脚后跟贴靠右侧髋部，右小腿内侧紧贴右大腿外侧，保持
两大腿并拢。
②双肘向两侧打开。
③前额贴向左小腿。

（二）体位示范与引导语

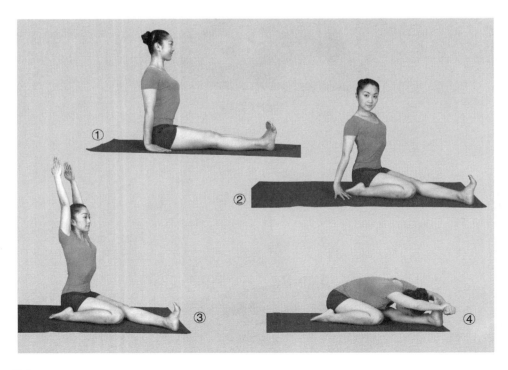

引导语：

从手杖式开始，弯曲右腿，将右脚向后，右脚后跟贴靠右侧髋部，右小腿内侧紧贴右大腿外侧，保持两大腿并拢，右膝压向地面，双手分别放在髋部两侧，手指朝前。吸气，双臂向上伸展。呼气，从腰部开始向前弯曲，右手握住左手腕，两手腕抵靠左脚脚心，双肘向两侧打开，身体向左脚贴靠，前额贴向左小腿，保持前屈。

（三）体位辅助与纠错方法

常见错误：背部伸展不充分，髋部没有下压。

纠错方法：跪立在练习者后面，一手放在腰背部向前推，一手放在弯曲腿腹股沟外侧向下推压。

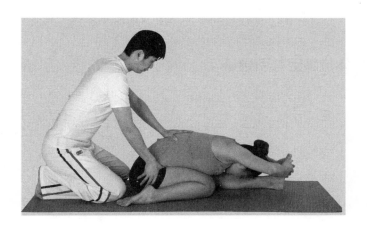

体位辅助：

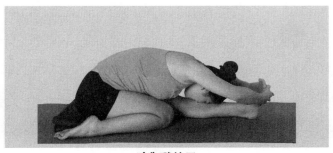

瑜伽毯练习

四、圣哲玛里琪第一式（Marichyasana Ⅰ）

（一）体位提示

圣哲玛里琪第一式，这个体式是献给圣哲玛里琪（Marichi）；他的父亲是梵天（Brahma）——宇宙的创造者，他的孙子是太阳神苏利耶（Surya）——生命的赋予者。常练习这个体式能使腹部器官得到很好的挤压和收缩，促进腹部器官附近的血液循环。

体位重点： ①在手杖式上进行臀肌的拉伸。

②右脚后跟尽量靠近右侧坐骨前端，右脚的大脚趾藏在左腿的下端。

③短的手抓住长的手的手腕（即右手抓住左手腕）。

（二）体位示范与引导语

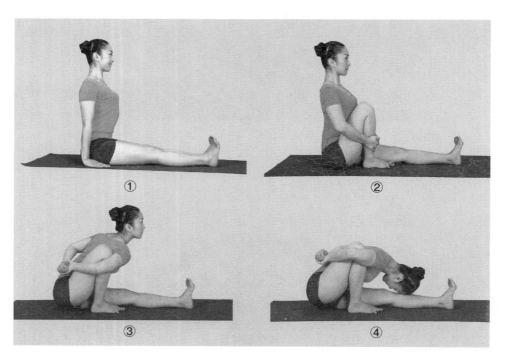

①　　　　　　　　　②

③　　　　　　　　　④

引导语：

在手杖式的基础上开始，先用双手拉伸臀肌，弯曲右腿，右脚后跟尽量靠近右侧坐骨前端，右脚的大脚趾落在左大腿内侧的下端。吸气，右臂向上伸展，呼气，右臂经前向后绕过右膝，右手背落在背部。左臂经前伸展向后，左手向外翻腕落在背部，右手握住左手腕。呼气，身体向前向左腿贴靠，前额触及左膝。

（三）体位辅助与纠错方法

常见错误：身体没有向前贴靠进去。

纠错方法：站在练习者后侧，用双手推压练习者背部，使其身体向前贴靠进去。

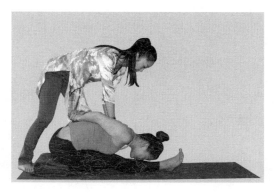

体位辅助：

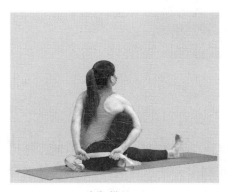

瑜伽带练习

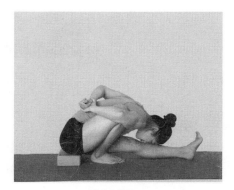

瑜伽砖练习

五、背部前屈伸展坐式（Paschimottanasana）

（一）体位提示

Paschim 意为西侧，对应于身体就意为背部；tan 意为伸展。这一体式主要使身体后部伸展。

体位重点： ①从腹股沟开始向前弯曲。

②下腹部、肋骨、胸腔、前额逐一贴靠下去。

③双肘外展并上提。

（二）体位示范与引导语

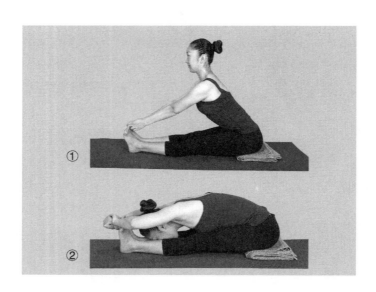

引导语：

从手杖式坐立开始，手臂从两侧向上伸展，从腹股沟开始向前弯曲，用拇指、食指和中指扣住两脚的大脚趾（或十指相交，环扣脚掌），吸气，伸展脊柱。呼气，下腹部、肋骨、胸腔逐一贴靠双腿，直至前额贴靠在小腿上，同时双肘外展并上提。

吸气，抬起头，松开双手，手臂向上伸展，上身起立。

（三）体位辅助与纠错方法

常见错误一：拱背。

纠错的方法：

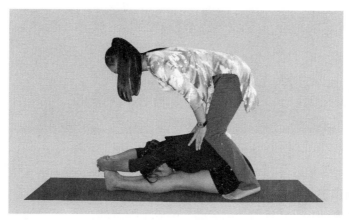

站在练习者后面，双膝抵住练习者背部，
双手向前向下推压练习者背部

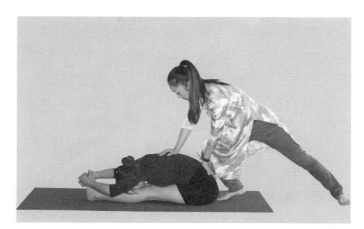

用一条腿的膝抵住练习者背部，左手掌根朝上向前推，
右手向下推，帮助练习者向前伸展背部

常见错误二：双肘没有外展和上提。

纠错的方法：站在练习者的后面，双膝抵住练习者的后背，双手提起练习者双肘。

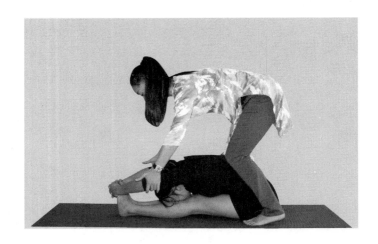

常见错误三：身体两侧不平。

纠错的方法：站在练习者的后面，一手下推背部，另一手捞起下陷的一侧。

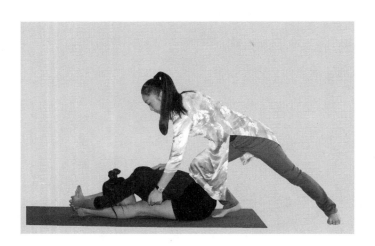

体位辅助：

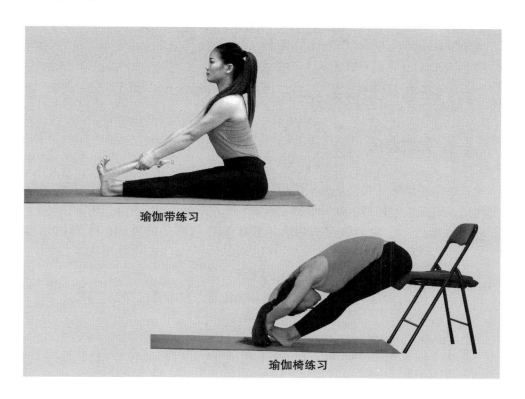

瑜伽带练习

瑜伽椅练习

抱枕练习

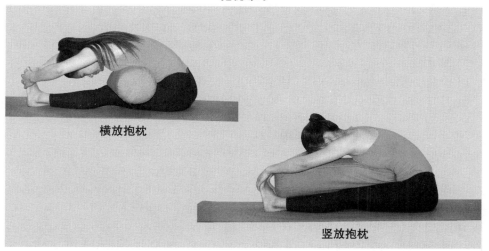

横放抱枕

竖放抱枕

第五节　扭转体位

一、圣哲玛里琪第三式（Marichyasana Ⅲ）

（一）体位提示

圣哲玛里琪第三式，是坐式侧扭转体式中的一种，可缓解肩痛、背痛及臀部疼痛；定期练习还可以强肝健脾，有助于减少腰腹赘肉。

体位重点：①左侧腋窝的后端尽量抵靠在右膝盖的外侧，手臂内侧成直角。

②右手打开放在左侧的坐骨后侧。

③从左侧的腹股沟外侧开始扭转，整个脊柱向上伸展。

（二）体位示范与引导语

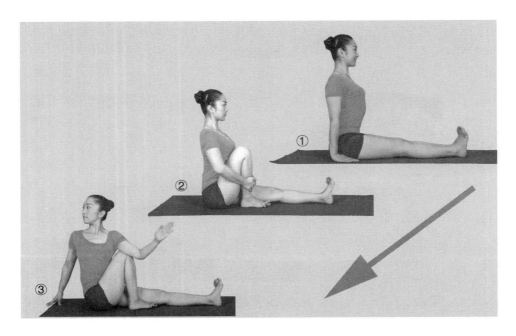

引导语：

在手杖式的基础上开始，先用双手拉伸臀肌，弯曲右腿，右脚后跟尽量靠近右侧坐骨前端，右脚的大脚趾藏在左腿的下端。左手臂向上伸展，左侧腋窝的后端尽量抵靠在右膝盖的外侧，手臂内侧成直角，左手掌心向右，五指张开。右手打开放在左侧的坐骨后侧，左腿保持内旋，左大腿内侧压住右脚的大脚趾。从左侧的腹股沟外侧开始扭转，整个脊柱向上伸展，右肩向后向下伸展，右侧的腋窝完全展开，左侧的肩胛骨向内陷进去，身体充分扭转。

（三）体位辅助与纠错方法

常见错误：身体扭转不充分。

纠错方法：站在练习者身体扭转一方，左手从练习者右侧腋窝下穿过，放在练习者右侧腰背帮助其向前向后转；右手放在练习者左肩帮助其左侧的肩胛骨向内凹陷进去，充分扭转。

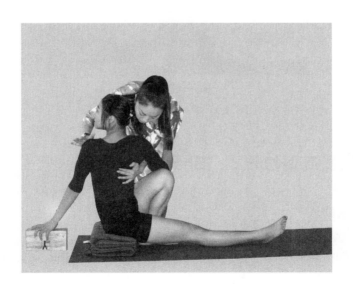

体位辅助：

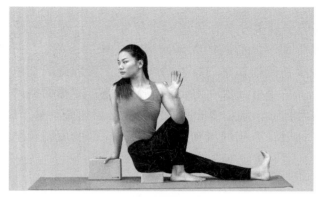

两块砖练习

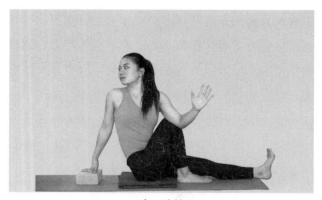

一砖一毯练习

二、巴拉瓦伽扭转式（Bharadvajasana）

（一）体位提示

巴拉瓦伽扭转式，是以古代的圣哲巴拉瓦伽（Bharadvaja）来命名的，常练习能有效扭转脊柱，加强背部和躯干的灵活性，强健和激活腹部器官。

体位重点（以双小腿移向身体右侧为例）：

①下面的左脚横放，脚背着地，上面的右脚竖放，脚踝放在左

足弓上面，脚趾落在地面上。

②右肩向左侧前移，左肩向后移动。右肩与左大腿在一条直线上。

③两个膝盖的前侧保持下压，并在一个水平面上，两侧的坐骨尽可能在一个平面上。

（二）体位示范与引导语

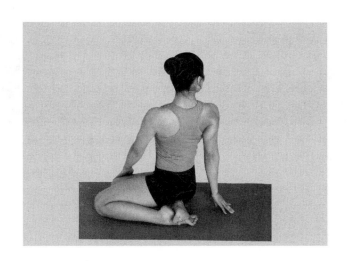

引导语：

从手杖式开始，弯曲双膝，双小腿移向右侧靠近右侧髋部，双膝和大腿朝前。右脚背在左脚足弓上，下面的左脚横放，脚趾均落在地面上，臀部坐在双脚内侧的地面上。呼气，将胸部、腹部向右侧扭转，左肩向右侧前移，右肩向后移动。左手放在右膝上，左手放在右侧坐骨后面。不断转动躯干直到左侧身体与右大腿在一条直线上，头、颈转向右侧，眼睛看向右肩后方。

（三）体位辅助与纠错方法

常见错误：扭转不充分。

纠错方法：

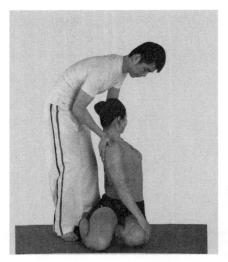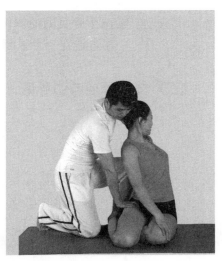

站在练习者敞开的一侧，双手分别放在
双肩上，帮助练习者扭转

站在练习者敞开的一侧，右手放在练习
者右侧腹股沟外侧，左手放在练习者左
肩前侧，帮助扭转

体位辅助：

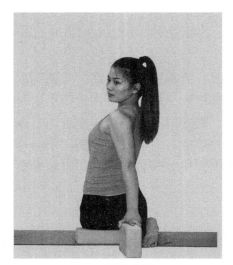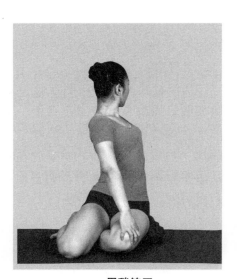

用砖练习

用毯练习

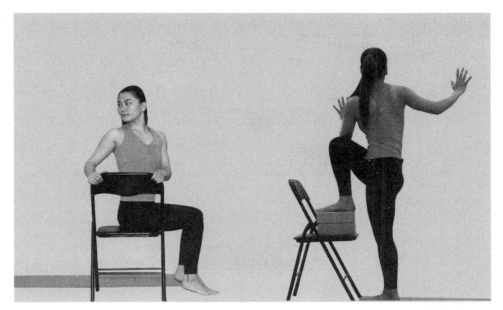

使用椅子练习

第六节　后弯体位

一、站立后弯（Anuvittasana）

（一）体位提示

站立后弯，延伸并弯曲每一节脊椎，锻炼脊柱，强壮后背的肌肉，改善人体姿势，促进中枢神经系统的传导。

体位重点： ①髋关节向前送。

②手臂带动身体向后弯曲。

（二）体位示范与引导语

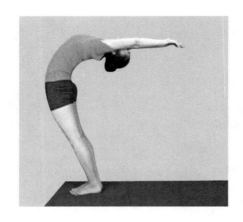

引导语：

从站立山式开始，吸气，向上伸展双臂，上臂贴到耳朵。呼气，髋关节向前推送，手臂带动上半身向后弯曲。

（三）体位辅助与纠错方法

常见错误： 头部向后，手臂远离头部，背部没有向后伸展。

纠错方法： 站在练习者侧面，用脚抵住练习一脚侧面，一手抵住练习者的腰背，一手抓住练习者手腕，帮助练习者背部向后充分伸展。

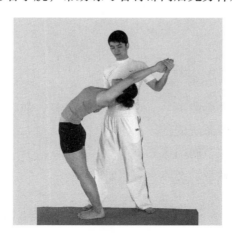

二、骆驼式（Ustrasana）

（一）体位提示

Ustra 意思为骆驼，通过身体内凹脊柱，模仿骆驼的形象。此式拉伸并改善整个脊柱，减轻背部、肩膀和脚踝的僵硬；对于长期伏案工作者有裨益。

体位重点： ①腹股沟上提，身体向后弯，打开胸腔。

②大腿垂直于地面。

③双手覆盖脚掌。

（二）体位示范与引导语

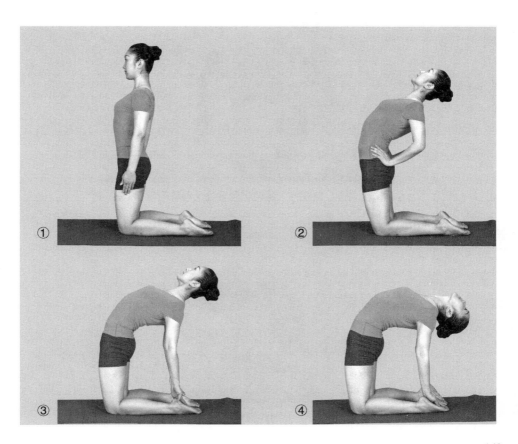

引导语：

跪立于地面，双腿、双膝、双脚并拢，脚背着地，脚趾朝向后方，保持躯干挺直，双臂放于身体两侧。呼气，双手放在骶髂关节，腹股沟上提，身体向后弯，打开胸腔。双肩向后推，伸展手臂，双手放于双脚处。上提胸骨，尾骨内收，双手滑过脚跟，覆盖脚掌，大腿垂直于地面，头部后仰，保持。

（三）体位辅助与纠错方法

常见错误： 过度后弯，大腿没有垂直地面。

纠错方法：

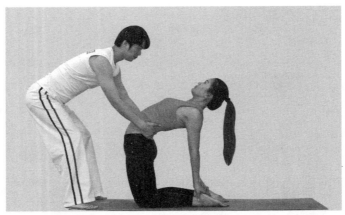

站在练习者前侧，双手插入练习者腰背处，将练习者向前提拉

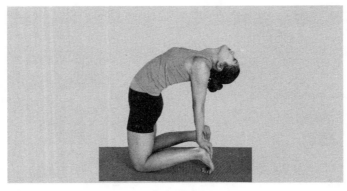

勾起脚尖

体位辅助：

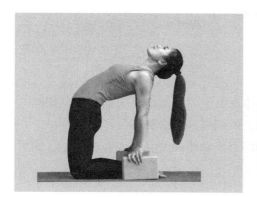

用砖练习

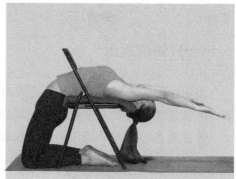

用椅练习

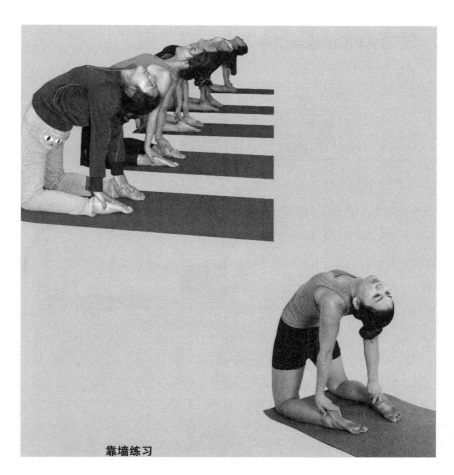

靠墙练习

三、眼镜蛇式（Bhujangasana）

（一）体位提示

Bhujanga 的意思为大毒蛇。此式身体从躯干向上抬起，头部向后，如同一条正准备进攻的毒蛇，使脊柱得到增强，胸部得到完全扩展。

体位重点：①双手按压地面，双脚用力推动地面使身体向前、向上、向后延伸。

②双脚并拢。

③耻骨落地。

（二）体位示范与引导语

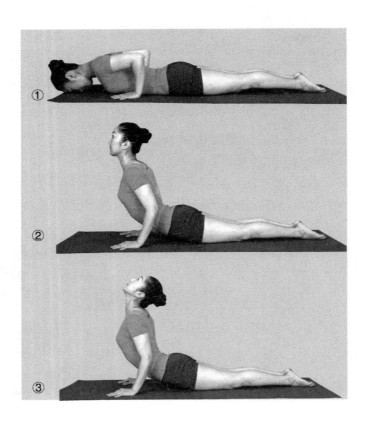

引导语：

俯卧在地面上，双手放在身体两侧，弯曲双肘，额头落在地面上，双肩向后、向下旋转，十个脚趾压住地面，双脚并拢，大腿肌肉收紧。吸气，抬头，双手按压地面，双脚用力推动地面使身体向前、向上、向后延伸，拉长胸腔的上端，到锁骨、到下巴的距离；坐骨拉向腰椎，耻骨落在地面上，手肘可略弯曲，双肩向后旋，打开胸腔。

（三）体位辅助与纠错方法

常见错误一：双肩内收，胸腔没有打开。

纠错的方法：站在练习者后面，双腿分别在练习者双腿外侧，双手扶在练习者双肩，帮助练习者双肩向后旋转，打开胸腔。

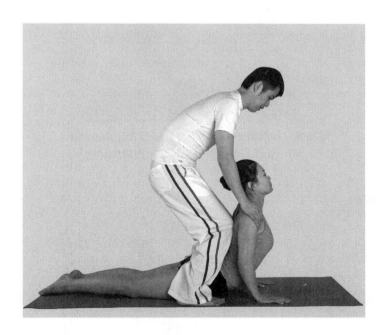

常见错误二：双脚分开。

纠错的方法：

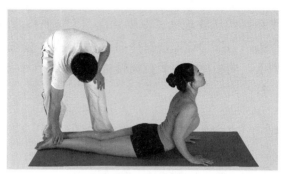

站在练习者双脚侧面，用手将练习者双脚并拢

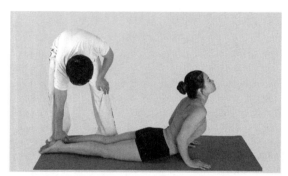

站在练习者双脚侧面，将手放在练习者分开的双脚之间，让练习者主动去夹住手，使双脚并拢

体位辅助：

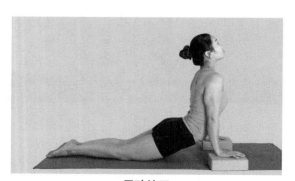

用砖练习

四、上犬式（Urdhva Mukha Svanasana）

（一）体位提示

Urdhva Mukha 的意思是嘴部向上，Svana 的意思是狗。这一体式像一只狗头部向上，伸展自己的身体。能增强脊椎，治疗背部疼痛，增加肺部弹性，使骨盆区域的血液得到完全的循环。

体位重点： ①双腿分开与坐骨同宽。

②大腿、双膝、小腿离开地面，脚背压住地面。

③坐骨向手腕的方向拉长。

（二）体位示范与引导语

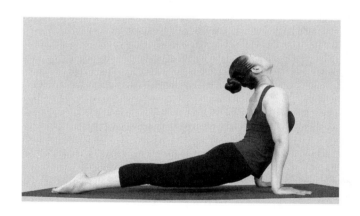

引导语：

俯卧在地面上，双腿分开与坐骨同宽，大腿、双膝、脚踝压住地面，双手放在两侧肋骨下端。吸气，抬头，拉长身体前侧，双脚推动地面，脚背挤压地面，身体经过向前、向上、向后流动，大腿、双膝、小腿离开地面，脚背压住地面；手臂伸直，肩胛骨内收，展开腋窝的前侧，大腿前侧向上提，坐骨向前推，推向自己的手腕，并向手腕的方向拉长，拉长的腰椎向下落，头后仰。

（三）体位辅助与纠错方法

常见错误： 大腿、双膝、小腿没有完全离开地面。
纠错方法： 双手下面放瑜伽砖。

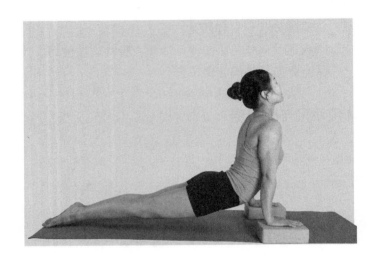

五、蝗虫式（Salabhasana）

（一）体位提示

Salabha 的意思是蝗虫。这个体式因像一只趴在地上的蝗虫而得名。使脊椎向后充分伸展，增强脊椎的弹性，削除下背部的疼痛，帮助消化。

体位重点： ①呼气，先抬起手和上体。呼气，抬起双腿。
　　　　　　②双脚并拢。

（二）体位示范与引导语

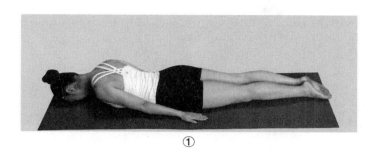

①

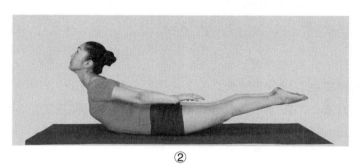

②

引导语：

俯卧在地面上，前额着地，双手放在身体的两侧。吸气，先抬起手和上身。呼气，用大腿前侧上提肌肉的力量将双腿抬高，双脚并拢。

（三）体位辅助与纠错方法

常见错误一：上身没有充分抬起。

纠错的方法：站在练习者背后，双脚分别在练习者双腿外侧，双手抓住练习者双臂或双肩帮助练习者抬起上身。

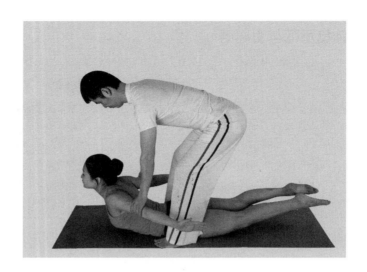

常见错误二：双脚分开较大。

纠错的方法：站在练习者双脚后，双手将练习者双脚并拢。

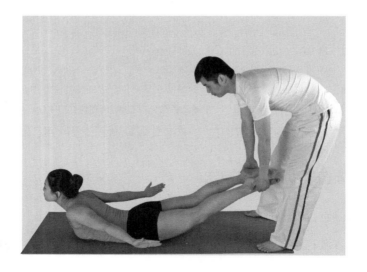

(四) 体位拓展

蝗虫式变体

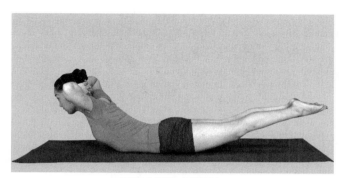

双手在背后十指相扣

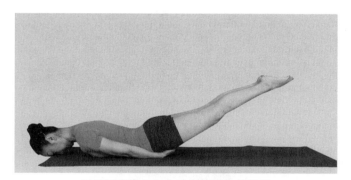

双手握拳拳心向上放在腹股沟的前侧

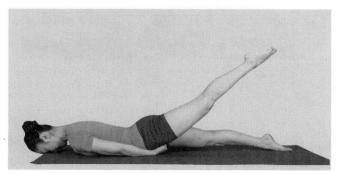

单腿蝗虫式

六、弓式（Dhanurasana）

（一）体位提示

Dhanu 的意思为弓。因体式像一张拉开的弓而得名。此式使脊椎向后得到充分的伸展，增加弹性，增强腹部器官。

体位重点：①双手抓住双脚踝。

②双腿向上抬起带动上身抬起。

（二）体位示范与引导语

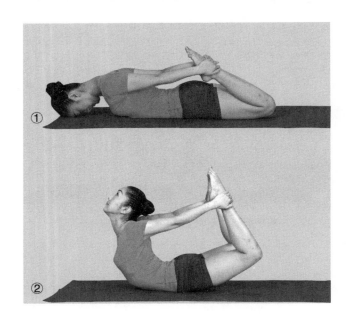

引导语：

俯卧在地面上，抬起双腿小腿，双脚跟靠近臀部，双臂向后伸展，双手抓住双脚。呼气，双膝抬离地面，拉动双腿向上；同时抬头，胸部离地，身体成弓形；胸骨打开，肩胛骨打开，大腿向上提，大腿内侧向上提，用腿的力量向上抬，使上身充分伸展。

（三）体位辅助与纠错方法

常见错误一：上身向上不够。

纠错的方法：站在练习者双脚后面，然后蹲下来，双膝抵住练习者双小腿，双手掌压住练习者双脚掌，用力向后帮助练习者抬起上身。

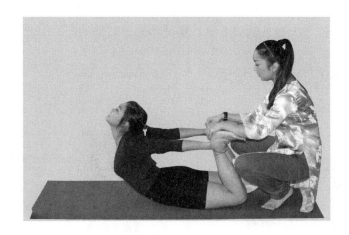

常见错误二：双腿上抬不够。

纠错的方法：站在练习者双脚后面，双手抓住练习者双脚踝向上拉。

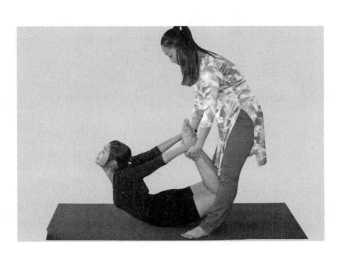

七、桥式（Setubandha Sarvangasana）

（一）体位提示

Setu 的意思是桥，bandha 的意思是形成，Sarvanga 的意思是整个身体。在体式中身体弯曲成桥的形状。此式能强健背部肌肉，缓解颈部压力和背痛。

体位重点：①身体抬离前，双手抓住双脚踝。

②大腿外侧向上提，臀部抬起，背部抬起。

（二）体位示范与引导语

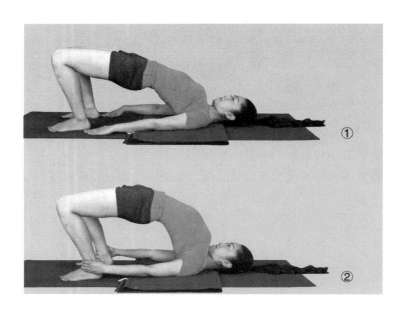

引导语：

仰卧在地面上，弯曲双膝，双脚分开同肩宽，双手抓住双脚踝，大腿外侧向上提，臀部抬起，背部抬起，双腿保持在同一斜面上；双手从脚踝松开，平放在地面上。

（三）体位辅助与纠错方法

常见错误一：臀部抬离地面不充分，双膝分开较大。
纠错的方法：

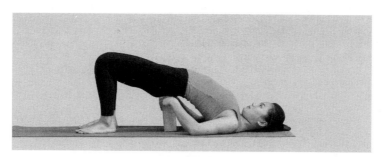

臀部下方放瑜伽砖

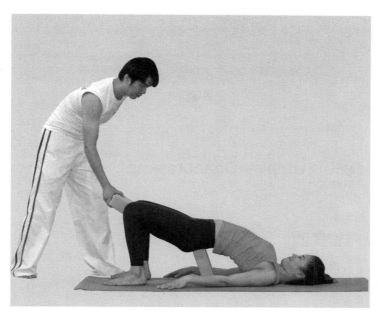

双膝夹瑜伽砖

（四）体位拓展

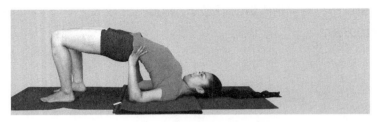

双手托住腰背

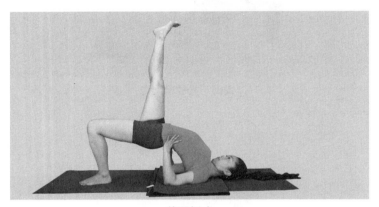

单腿桥式

八、轮式（Urdhva Dhanurasana）

（一）体位提示

Urdhva 的意思为向上，Dhanur 的意思为弓。常练习此体式，腹部前侧、髋关节和大腿得到充分伸展和拉伸，双手和腕部得到锻炼，保持身体灵活柔韧，增强意志力。

体位重点： ①双肘弯曲置于头部上方两侧，双手着地，指尖朝向肩。

②用大腿的力量，将躯干和臀部抬离地面。

（二）体位示范与引导语

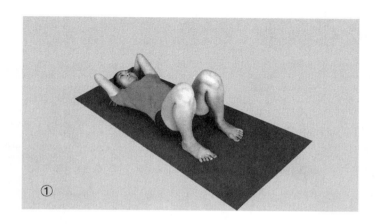

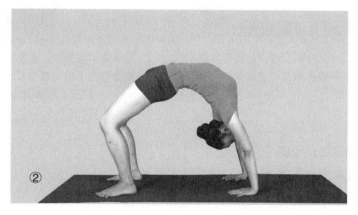

引导语：

　　仰躺在地面，弯曲双膝，脚跟靠近臀部，双脚分开与髋部同宽，双肘弯曲置于头部上方两侧，双手着地，指尖朝向肩膀。大腿外侧向上提，用大腿的力量，将躯干和臀部抬离地面，伸直手臂，手掌和脚掌压向地面，头部抬离地面，眼睛看向地面脚后跟方向。

（三）体位辅助与纠错方法

常见错误一：双臂伸展不充分，身体没有充分推离地面。
纠错的方法：

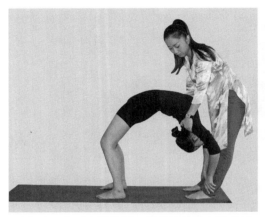

站在练习者后弯的前侧，双脚让练习者双手抓
住，双手抓住练习者双肩向上抬

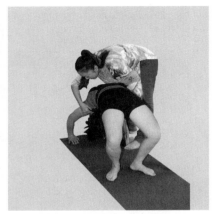

站在练习者侧面，左手放在练习者左
侧腰背向上抬，右手穿过练习者前侧
放于右侧腰背向上抬

常见错误二：双膝分开较大。
纠错的方法：夹砖。

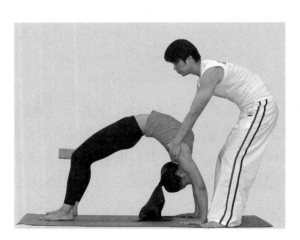

体位辅助：

靠墙练习

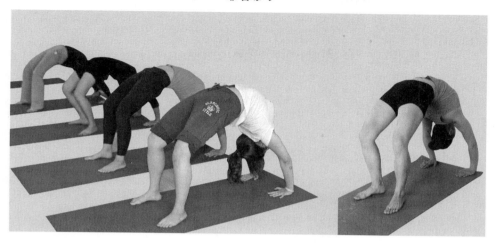

(四) 体位拓展

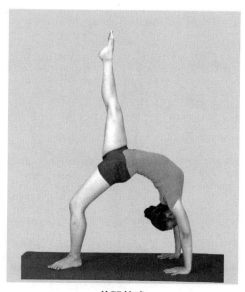

单腿轮式

第七节 倒立体位

一、肩倒立（Salamba Sarvangasana）

（一）体位提示

Salamba 的意思为支持或支撑，sarvanga 的意思为整个身体或者全部肢体。肩倒立，是所有瑜伽体式之母，促进颈部和胸部循环，刺激甲状腺、副甲状腺，活跃腹部器官，使胃痛、肠溃烂、腹部剧痛、大肠炎得到缓解。

体位重点：①双手托住腰背处；肩膀和肘臂用力压住地面。

②腿、膝盖和肩膀在一条直线上。

（二）体位示范与引导语

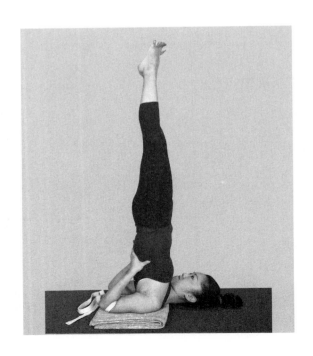

引导语：

仰卧在地面上，脚趾朝上，双臂放在身体两侧，掌心向下。吸气，弯曲双膝，抬起双腿，双膝贴近胸部。呼气，弯曲双肘，双手托住腰背，推动躯干垂直向上，臀部、背部离开地面，伸直双膝，双腿向上垂直伸展，双脚并拢脚趾朝上，保持身体从肩部、双膝到脚趾成一直线。

（三）体位辅助与纠错方法

常见错误：臀部外突，双膝不直。

纠错方法：站在练习者后面，用膝顶练习者的臀，双手抓住练习者脚踝或双腿，帮助向上伸展。

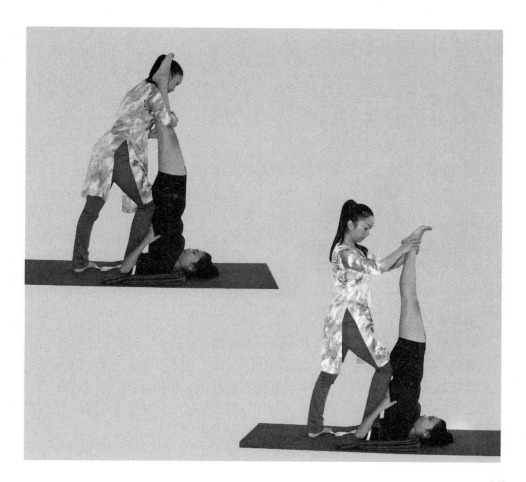

二、犁式（Halasana）

（一）体位提示

hala 的意思为犁。此式模仿犁耕的样子，是肩倒立的一部分；有助于消除背痛、头痛，缓解肠胃，常常练习有助于提升自信，增强能量。

体位重点：①脚后跟和脚掌保持垂直。

②耻骨在面部上端，不超过脸。

（二）体位示范与引导语

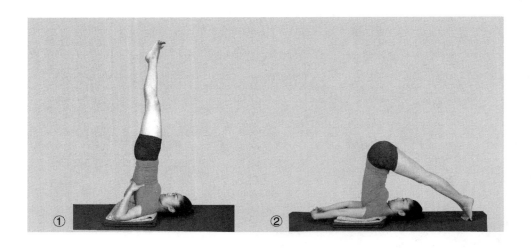

引导语：

从肩倒立开始，躯干降低，把双腿伸过头部，脚趾放在地面上，脚掌向前蹬，脚后跟和脚掌保持垂直，大腿面肌肉向上提，双腿内旋，坐骨远离尾骨，耻骨在面部上端，不超过脸，腹股沟外侧和腋窝在一条直线上，双手从腰背部松开，手臂向双腿反方向伸展，手指相锁，翻转手腕使大拇指放在地面上，手掌与手指一起伸展。

（三）体位辅助与纠错方法

常见错误：耻骨超过脸，腹股沟外侧超过腋窝。

纠错方法：站在练习者背后，用瑜伽带使练习者臀部向上提。

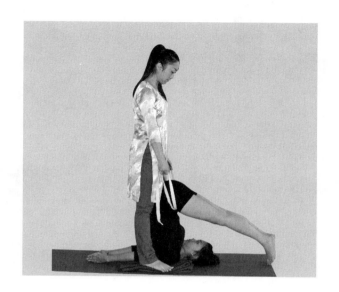

三、头倒立（Salamba Sirsasana）

（一）体位提示

Sirsa 的意思为头部，salamba 的意思为被支撑的。头倒立，是最重要的瑜伽体式之一；经常练习能强健身体，训练大脑，提高平衡能力。

体位重点：①头顶落在地面上，头部后侧靠在环状的双手中。

②整个身体形成一条垂直于地面的直线。

（二）体位示范与引导语

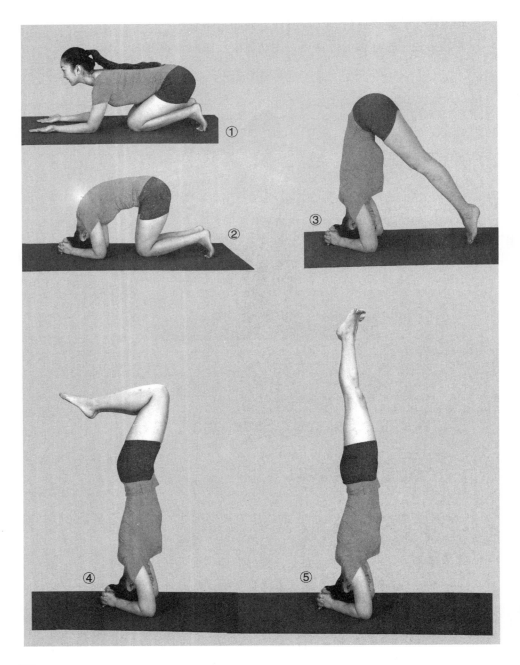

引导语：

跪立在地面上，双膝、双肘支撑地面，脚跟离地。双手手指相锁成环状，头顶落在地面上，头部后侧靠在环状的双手中。脚前掌用力推起，伸直双膝，头部到后腰整个背部成一条垂直线。呼气，双膝带向胸前，上推双腿，双脚离开地面，双肘压向地面，向上移动双膝，直到膝部朝向天花板，脊柱挺直。伸直双膝，使小腿与大腿成一条直线，整个身体形成一条垂直于地面的直线，脚尖指向天花板，双脚并拢。

（三）体位辅助与纠错方法

常见错误：身体没有形成一条垂直于地面的直线。

纠错方法：站在练习者背部，右脚抵靠住练习者头部，身体的侧面靠近练习者，右手提拉练习者双脚或扶住双腿；左手扶其髋部。

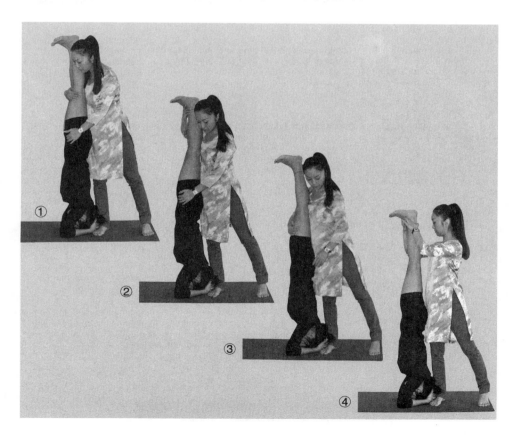

体位辅助：

靠墙练习

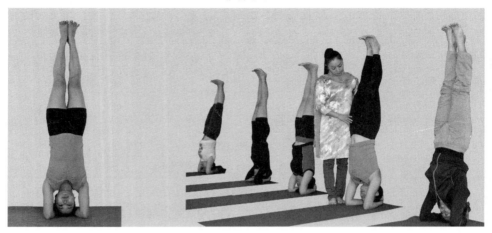

第八节　仰卧体位

一、除风式（Pavanamuktasan）

（一）体位提示

除风式，是进入到挺尸式之前的最后体式；能放松腰椎、背部。
体位重点：膝盖靠近肋骨。

（二）体位示范与引导语

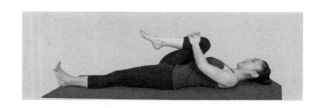

引导语:

仰卧躺在地面上, 弯曲右膝, 双手将右腿拉向身体, 右膝盖靠近肋骨; 左腿伸直, 左脚勾起。

(三) 体位辅助与纠错方法

常见错误: 膝盖没有贴近肋骨。

纠错方法:

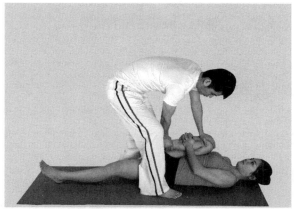

膝抵住练习者抬起的脚底, 双手放在练习者抬起的腿
上, 向下推压

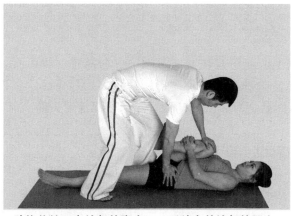

膝抱住练习者抬起的脚底, 一手放在其抬起的腿上,
一手放在另一腿的腹股沟处, 双手向下推压

二、鱼式（Matsyasana）

（一）体位提示

是献给毗湿奴的鱼形化身的，Matsya 的意思为鱼。此式练习时常放在犁式和肩倒立之后；使背部、颈部伸展，胸部扩展，呼吸完全，促进骨盆关节弹性，缓解肿胀发炎。

体位重点：①双手背在臀部下面，用肘插进。

②先抬头，再将头顶最高端落在地上。

③身体成弓形。

（二）体位示范与引导语

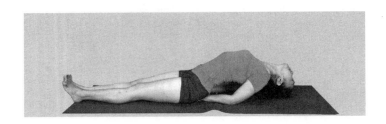

引导语：

仰卧在地面上，双手背在臀部下面，手肘插进，脚蹬直，用手肘支撑地面。胸骨向上拎，胸椎推向胸骨，打开胸腔，抬起头部，头顶最高端落在地上，下巴收回。然后把身体从腰椎到背部到肩胛骨到头部一节节放下。

（三）体位辅助与纠错方法

常见错误：胸骨向上拎起不充分，身体弓形不明显。

纠错方法：双脚分别站在练习者双腿外侧，双手托住练习者背部向上抬，使身体形成弓形，胸骨充分向上拎起。

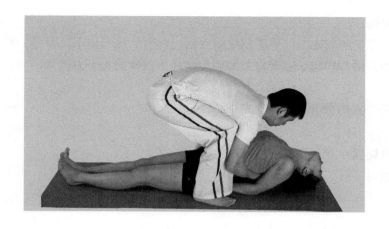

三、卧英雄式（Supta Virasana）

（一）体位提示

　　Supta 的意思为躺下，Vira 的意思为英雄或冠军。经常练习此式能伸展腹部器官和骨盆区域，减轻腿部疼痛。

　　体位重点：①双肘依次着地。

　　　　　　　　②胸骨提起，身体成弓形。

（二）体位示范与引导语

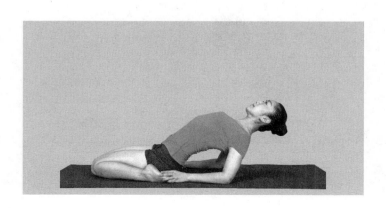

引导语：

在英雄坐的基础上，手掌贴住脚后跟，呼气，逐渐地下落背部，双肘依次着地支撑，胸骨提起（或者将背部完全贴地，双臂向头上方伸展）。

（三）体位辅助与纠错方法

常见错误：双膝离开地面。

纠错方法：

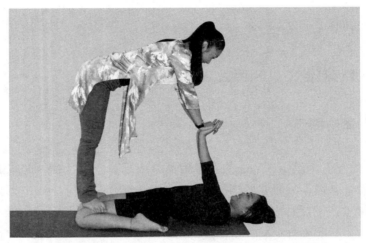

双脚踩压在练习者大腿前侧，双手掌贴在练习者双手掌上，
向下推压，保持练习者平稳

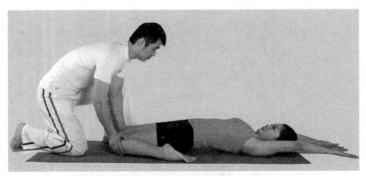

双手将练习者双膝并拢向下推压

四、榻式（Paryankasana）

（一）体位提示

Paryanka 的意思为榻、躺椅或沙发。这个体式是卧英雄式的继续；能使背部得到完全的伸展，颈部肌肉得到拉伸，刺激甲状腺和副甲状腺。不宜饭后进行练习。

体位重点：抬起颈部和胸部，背部向上成弓形。

（二）体位示范与引导语

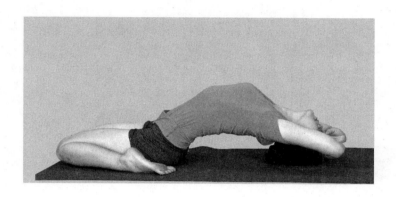

引导语：

在卧英雄式的基础上，身体继续向后，头顶接触地面，逐步地将后脑落地。双臂向头部方向伸展，抬起颈部和胸部，背部向上成弓形。肘部弯曲，双手分别抓住异侧肘部，双前臂落在头部前面。

（三）体位辅助与纠错方法

常见错误：背部没有向上成弓形。

纠错方法：

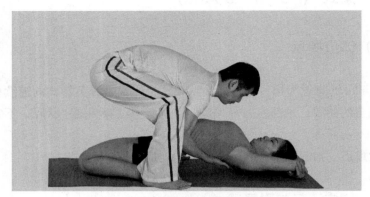

双手托起练习者背部向上

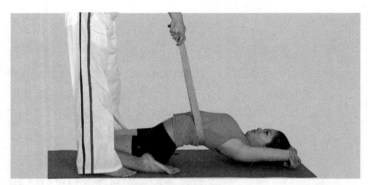

用瑜伽带将练习者背部向上拉起

五、鳄鱼扭转式（Makarasana）

（一）体位提示

鳄鱼扭转式，是放松体式。

体位重点： ①先固定再扭转。

②从腹部开始向相反的方向扭转。

③先肩胛骨落地，再膝盖落地。

（二）体位示范与引导语

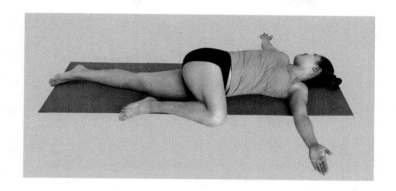

引导语：

在除风式的基础上，脚尖点在另一侧的膝盖上面，双臂向两侧伸展，双手掌心向上，固定好肩膀，身体从腹部开始向相反的方向扭转；肩胛骨先落在地上，再膝盖落在地上，从肚脐开始扭转向上，头部转向身体扭转的异侧。

（三）体位辅助与纠错方法

常见错误：扭转在上的腿膝盖没有落地，扭转不充分。

纠错方法：站在练习者敞开的一侧，一手放在练习者上面腿的膝盖处推压，另一手放在与其上面腿同侧的肩上压住，保持其身体平稳。

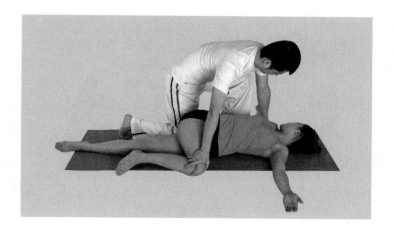

(四) 体位拓展

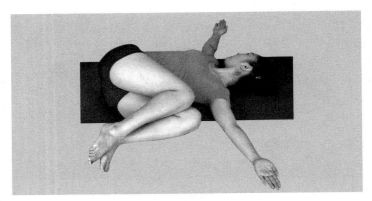

贴靠式鳄鱼扭转

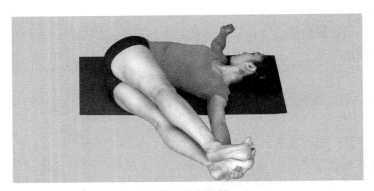

钟摆式鳄鱼扭转

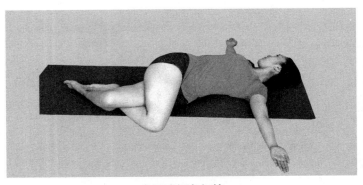

鸟王式鳄鱼扭转

六、挺尸式（Savasana）

（一）体位提示

挺尸式，通常放在瑜伽习练的最后阶段，放松身体。

体位重点： ①头部摆正，双手将后脑勺的皮肤捋向上。

②手臂的内侧和外侧平行伸展。

③坐骨向脚后跟方向，脚后跟着地。

（二）体位示范与引导语

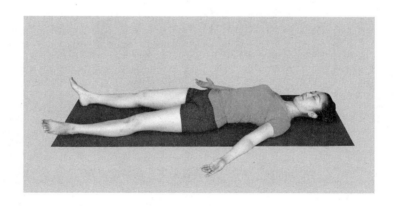

引导语：

完全平躺在瑜伽垫上，双腿自然分开，双臂离开身体向后、向下旋转，内侧和外侧平行伸展，手心向上，肩胛骨向下、向两边打开，头部摆正，坐骨向脚后跟方向，臀部肌肉向外打开，脚后跟不离开垫子保暖；闭上双眼，放松整个身体，开始深长地呼吸，呼吸逐渐放慢，不要有任何动作干扰身体（还可以在身上盖一块毯子保暖）。

（三）体位辅助与纠错方法

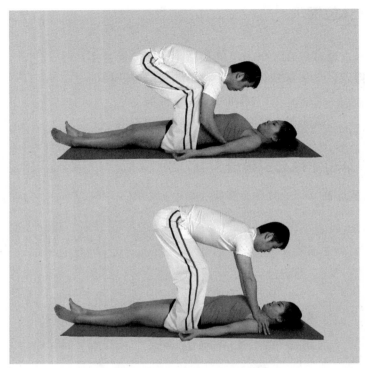

帮助提起上背部，肩胛骨向下、向两侧打开

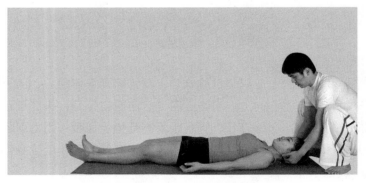

将后脑勺的皮肤向上捋，颈椎的后侧拉长

第九节　过渡体位

一、下犬式（Adho Mukha Svanasana）

（一）体位提示

Adho 意为向下，Mukha 是脸的意思，Svana 意为狗。这一体式因模仿狗低头并拉伸身体动作而得名；能很好地消除脚跟的僵硬，使腿部强壮灵活，激活神经系统，常练习使人精神焕发。

体位重点：①双手推动身体起。

②双肩下压，重心后移。

③双手距离、双脚距离与肩同宽。

④脚跟踩压地面。

（二）体位示范与引导语

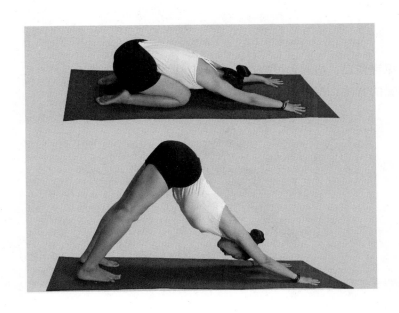

引导语：

俯卧在地面上，呼气，双手推动身体从地面抬起，双臂伸直与肩同宽，上臂肌肉收紧，双肩下压，重心后移；双脚分开与肩同宽，脚跟压向地面，大腿前侧肌肉收紧上提后推，髌骨上提，膝盖窝后侧完全展开，坐骨上提、尾骨内收，腹股沟前侧向上提，拉长伸展整个腰椎。

（三）体位辅助与纠错方法

常见错误一：坐骨没有上提。

纠错的方法：站在练习者头部后侧，用双膝顶住肩胛骨使之内收，用双手放于其臀部处向上提起坐骨。

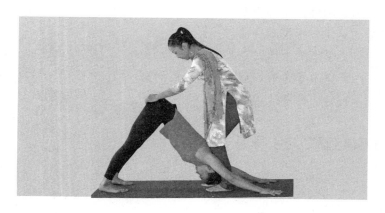

常见错误二：肩胛骨没有内收上提，整个腰椎没有拉长。

纠错的方法：

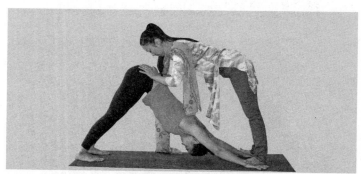

双脚踩住练习者手背，双手放于练习者腰椎尾处，用手推，使练习者向后拉长腰椎

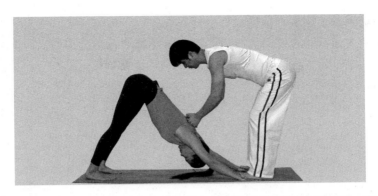

双脚踩住练习者手背，双手放在练习者肩胛骨中间，双手十指相交向下推压，肩胛骨内收

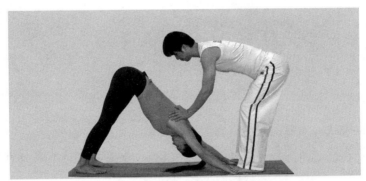

双脚踩住练习者手背，双手放在练习者两侧肩胛骨，向下推压

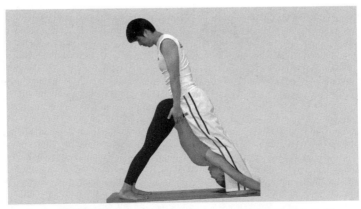

双脚站在练习者双手之间，双手放在练习者腹股沟处向上提，
将整个身体压向练习者整个背部

常见错误三：腹股沟前侧没有上提。

纠错的方法：站在练习者腿后，双手放在练习者腹股沟处，向上提。

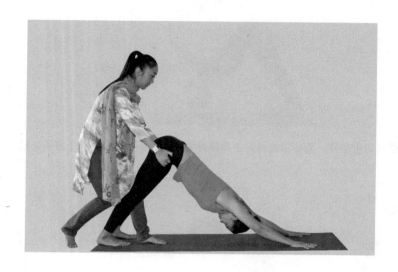

常见错误四：大腿前侧没有向上提向后推。

纠错的方法：站在练习者腿后侧，双手左右交叉分别插入练习者双腿，放在其大腿前侧，用力使大腿前侧向上提向后推。

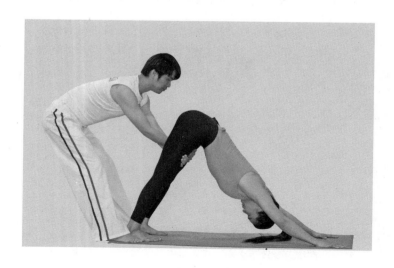

体位辅助：

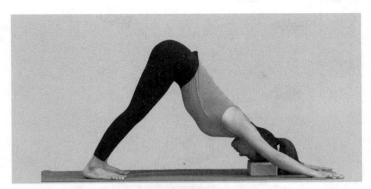

用砖练习

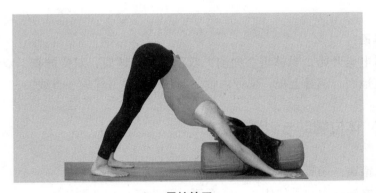

用枕练习

二、直板式（Kumbhakasana）

（一）体位提示

直板式，能强健双臂、手腕和脊椎，增强腹部力量。

体位重点： ①双臂伸直。

②脚跟垂直地面。

③身体成一直线。

（二）体位示范与引导语

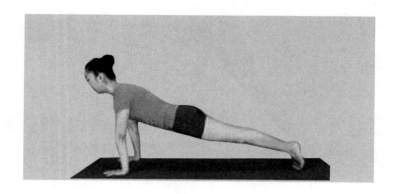

引导语：

从雷电坐开始，身体重心向前，双手掌支撑地面，双臂伸直，双腿伸直，脚跟垂直地面，髋骨上提，尾骨内收，脊柱伸直，身体成一直线。

（三）体位辅助与纠错方法

常见错误：塌腰。

纠错方法：用双手扶住练习者腰侧，帮助练习者腰椎向上。

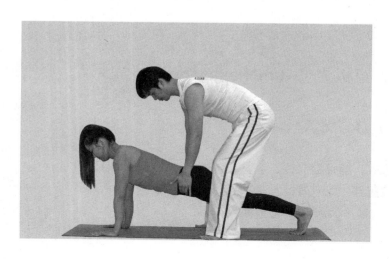

三、侧撑式（Vasisthasana）

（一）体位提示

侧撑式，这个体式是献给坚贤婆吒（Vasistha）的；可以强健手腕，锻炼腿部，加强腰部和尾骨区域。

体位重点：①双脚重叠。

②双臂在一条直线上。

③身体侧面在同一平面上。

（二）体位示范与引导语

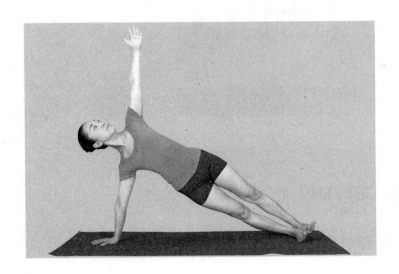

引导语：

从直板式进入，右手支撑，双脚重叠，左脚上右脚下，右脚的外缘压住地面，脚掌勾起来。左臂向上伸展，左侧肩胛骨向上伸展远离脊柱，保持双腿伸直，脚底板朝向外侧，肋骨上提，尾骨内收，身体向上、向后旋转。

（三）体位辅助与纠错方法

常见错误：向上伸展的手臂没有伸直，左髋前倾，身体没有向上、向后旋转。

纠错方法：站在练习者身后，右手抓住练习者向上伸展的手腕向上拎起，左手放在练习者左侧腹股沟处，帮助练习者身体向上、向后旋转。

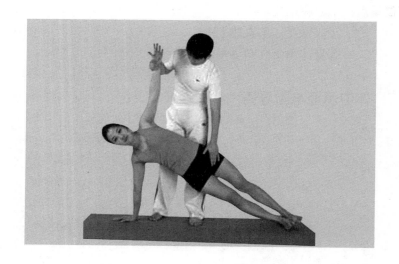

四、瑜伽身印（Yoga Mudrasana）

（一）体位提示

瑜伽体式中向前伸展前屈的体式往往就是瑜伽身印，练习中可以放松身体，帮助进入体式。

体位重点：①臀部坐落在脚后跟上。

②前额落地。

③双臂向前伸展，两侧腋窝充分打开。

（二）体位示范与引导语

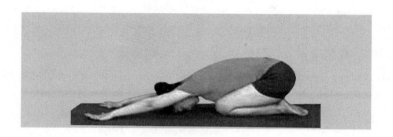

引导语：

从直板式（或下犬式）进入，双膝落地，身体重心后移，臀部坐落在脚后跟上，前额落地，双臂充分伸展，打开两侧腋窝，背部伸展。

（三）体位辅助与纠错方法

常见错误： 背部没有充分伸展。
纠错方法：

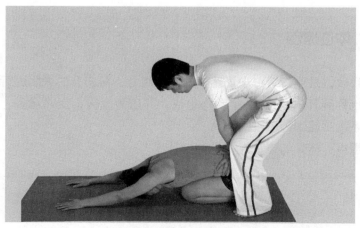

站在练习者后面，双手放在练习者下背部向下、向前推压

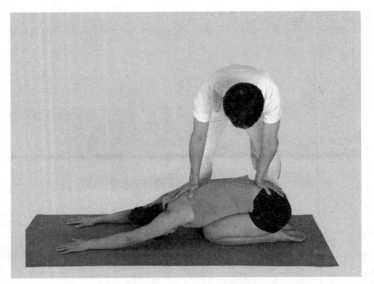

站在练习者侧面，一手放在练习者上背部，另一手放在下背部，向下推压

第一〇节　太阳致敬

（一）体位提示

太阳致敬，是瑜伽练习中最经典的体位组合，对初升的太阳进行膜拜的动作，通常也称拜日式。由 12 个动作组成，其广为流传，变式众多，能有效调节人体各系统功能。

体位重点：体式的连贯性。

（二）体位示范与引导语（Surya Namaskar）

太阳致敬 I

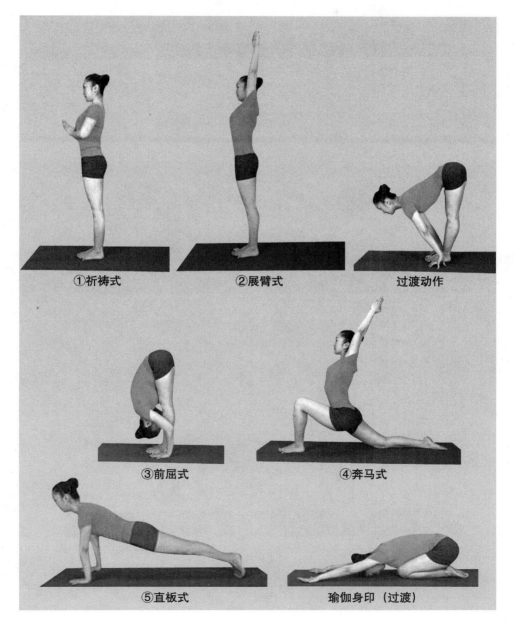

①祈祷式 ②展臂式 过渡动作

③前屈式 ④奔马式

⑤直板式 瑜伽身印（过渡）

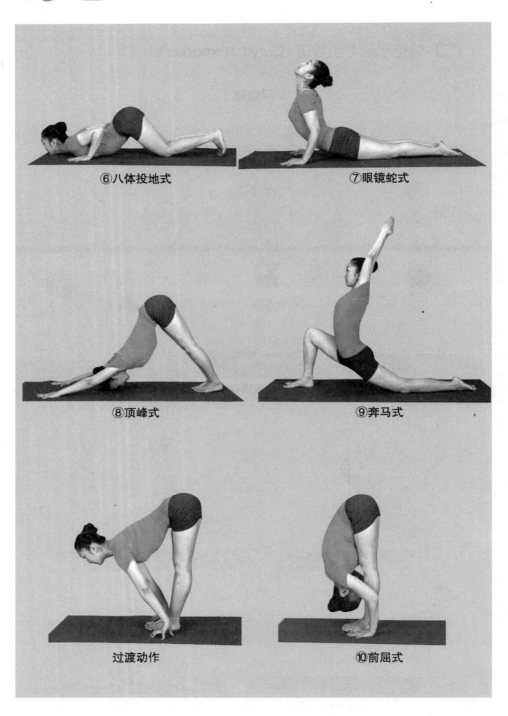

⑥八体投地式

⑦眼镜蛇式

⑧顶峰式

⑨奔马式

过渡动作

⑩前屈式

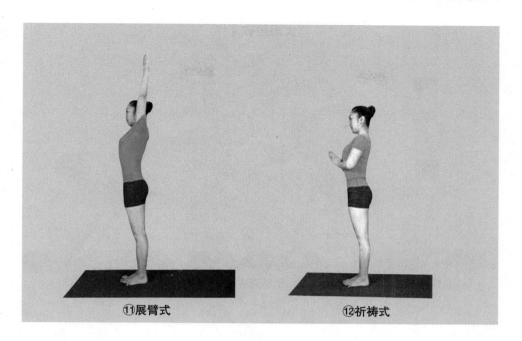

⑪展臂式　　　　　　　⑫祈祷式

引导语：

　　站在垫子前端，两脚并拢，大脚趾紧靠，腿部肌肉收紧，髋骨上提，尾骨内收，双手合十，大拇指抵靠胸口。吸气，双臂向上充分伸展，双手在头顶上方，打开两侧腋窝。双手向两侧打开，弯曲双膝，双手放于双脚两侧，抬头吸气，伸直双膝。呼气，身体贴向双腿，双肘向内夹紧，前额触及小腿。吸气，抬头，右脚向后撤一大步，右腿髋骨、胫骨和脚踝压向地面，双手从两侧向上伸展。双手经两侧放于左脚两侧，左脚向后与右脚相并，脚跟垂直地面，双臂伸直。双膝落地，呼气，双臂伸展打开两侧腋窝，臀部坐落至脚后跟。勾起双脚，胸口贴向双手间地面，身体向前、向上穿越，成眼镜蛇式，双脚并拢，耻骨落地。身体向下，前额落地，弯曲双肘于两侧肋骨处，呼气，双手推动身体向上、向后伸展，双膝伸直，双脚并拢，脚跟着地，坐骨向上，双肩下沉，双臂伸展。右脚向双手间跨一大步，左腿髋骨、胫骨和脚踝压向地面，双臂向上伸展。双手经两侧放于右脚两侧，左脚并右脚，双膝伸直，抬头吸气，伸展脊柱，呼气，身体贴向双腿，前额触及小腿。打开双臂向前伸展，带动身体向前向上。双手经两侧到胸前祈祷式。

太阳致敬 II

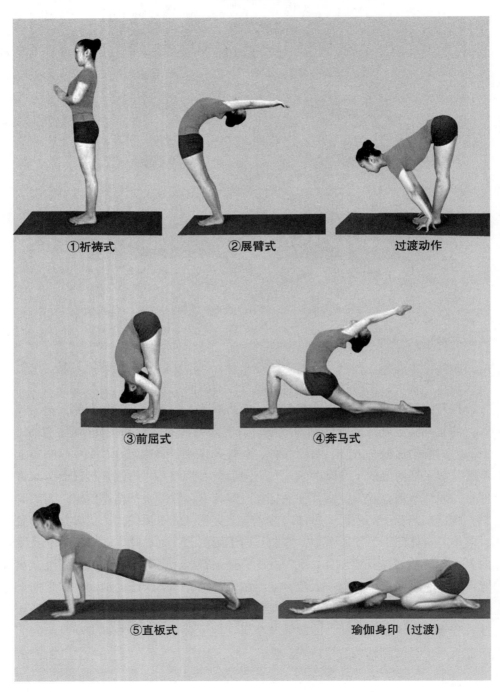

①祈祷式   ②展臂式   过渡动作

③前屈式   ④奔马式

⑤直板式   瑜伽身印（过渡）

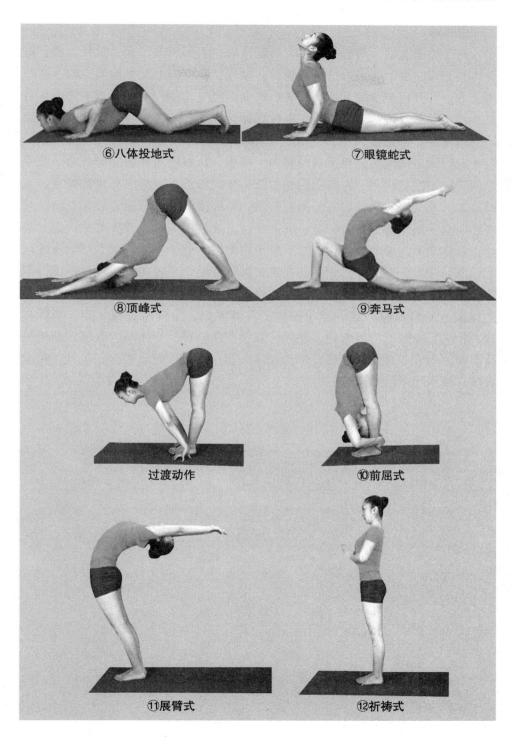

⑥八体投地式

⑦眼镜蛇式

⑧顶峰式

⑨奔马式

过渡动作

⑩前屈式

⑪展臂式

⑫祈祷式

引导语：

站在垫子前端，两脚并拢，大脚趾紧靠，腿部肌肉收紧，髋骨上提，尾骨内收，双手合十，大拇指抵靠胸口。吸气，双臂向上充分伸展，双手在头顶上方，打开两侧腋窝。呼气，向后弯曲。吸气，抬起身体。双手向两侧打开，双手放于双脚两侧，抬头，吸气，伸直双膝。呼气，身体贴向双腿，双肘向内夹紧，前额触及小腿。吸气，抬头，右脚向后撤一大步，右腿髋骨、胫骨和脚踝压向地面，双手从两侧向上伸展，从腹股沟开始向后弯曲。双手经两侧放于左脚两侧，左脚向后与右脚相并，脚跟垂直地面，双臂伸直。双膝落地，呼气，双臂伸展打开两侧腋窝，臀部坐落至脚后跟。勾起双脚，胸口贴向双手间地面，身体向前、向上穿越，成眼镜蛇式，双脚并拢，耻骨落地。身体向下，前额落地，弯曲双肘于两侧肋骨处，呼气，双手推动身体向上、向后伸展，双膝伸直，双脚并拢，脚跟着地，坐骨向上，双肩下沉，双臂伸展。右脚向双手间跨一大步，左腿髋骨、胫骨和脚踝压向地面，双臂向上伸展，向后弯曲。双手经两侧放于右脚两侧，左脚与右脚并拢，双膝伸直，抬头，吸气，伸展脊柱，呼气，双手抓住脚踝，身体贴向双腿，前额触及小腿。打开双臂向前伸展，带动身体向前、向上、向后弯曲。吸气，抬起身体，双手经两侧到胸前祈祷式。

第八章　瑜伽体位编排

作为瑜伽引导者，除了自身不断地学练和丰富知识之外，还需要掌握瑜伽课程编排的一些方法和技巧，以便更好带领学员进行科学、正确的瑜伽练习。

一、体位编排原则

1. 循序渐进原则

循序渐进原则，是指教学要按照学科的逻辑系统和认识发展的顺序进行，系统地掌握基础知识、基本技能，形成严密的逻辑思维能力。瑜伽练习循序渐进原则是指瑜伽练习的内容、方法和运动负荷，必须根据动作技能形成的规律和生理机能的负荷规律，由小到大、由易到难、由简到繁、由低级到高级地逐步进行。瑜伽练习中最忌急于求成，不顾个人的身体能力，盲目追求体位上的极限，超越身体承受能力，造成练习者身体的伤害，违背瑜伽科学性和健康性。瑜伽练习是一个身体能量逐渐提高的过程，体位练习编排需要注重体式技能逐渐加大、循序渐进地进行。

2. 全面发展原则

全面发展原则，是指练习内容的多样性和身体机能的全面提高。人体各系统都是相互联系、相互制约的，身体某一方面的发展必然会影响到身体的其他方面发展。瑜伽不同体位的练习对人体功效各有侧重，身体均衡发展，需要遵循全面性原则，瑜伽练习应全面发展身体的各个部位、各器官系统机能，追求身心均衡、和谐的发展。瑜伽体位练习编排设计，需要全面体现不同性质的体式，站立—跪立—坐立—前屈—后弯—倒立—俯卧—仰卧，都需要有一定体现，才能均衡锻炼身体。

3. 区别对待原则

区别对待原则，是指应根据练习者个体差异、年龄、性别、爱好、身体条件、锻炼基础等不同情况做出区别对待，使锻炼更具有针对性和科学性。瑜伽体位练习中，照顾大多数是基本准则，对于身体能力相对弱些的练习者，建议使用瑜加工具；对于女性生理期练习者，避免腹部用力动作和倒立类动作；对于身体能力强又有多年瑜伽练习者，建议完成体位的高级姿势和对完成动作质量提出要求。根据瑜伽练习者习练的经历，编排不同的体位练习，入门—初级—中级—高级，有的放矢进行练习，才能获得健康锻炼的效果。

二、体位编排设计

1. 体位编排结构

完整的瑜伽体位练习，由 3 部分构成：热身（调息）——体位练习——冥想（放松）。

（1）热身

瑜伽练习需要遵循人体运动的生理规律，每一次瑜伽练习课均从热身开始。建议首先安排瑜伽调息练习，通过短暂的调息，让练习者安静下来，思绪稳定，放松身体，进入到宁静的瑜伽习练氛围中；其次安排瑜伽的热身操，活动关节，舒展四肢，促进血液循环，更好地伸展身体，减轻身体的僵硬度而变得柔软，起到有效地预防身体伤害的作用，也能使接下来的体位练习中肢体得到更好的伸展和发挥身体的潜能。

（2）体位练习

体位的排序结构对练习很重要。一般要遵循体位练习先右后左，有前屈必有后伸的练习原则。其次体位要求先易后难，动作编排顺序可按站立—跪立—坐立—扭转—前屈—后弯（俯卧）—倒立—仰卧进行，也可以根据课程需要进行适当调整。例如入门练习中可以跳过倒立练习；时间不够跳过一些坐立练习，从跪立到手杖式直接进行扭转动作。另外在进行体式练习时，采用一些过渡体式结束一组动作的练习和进入下一组动作开始练习。

（3）冥想

瑜伽的休息术是一种特殊的冥想方式。一般在瑜伽课程中常采用挺尸式的练习进行放松，让练习者躺卧在地面上进行"瑜伽睡眠"或"心灵睡眠"，处于睡眠和醒觉的中间状态，用意识去控制，对于疲惫和缺乏睡眠的人，有助于恢复精力。冥想放松需要编排一组语言导引，让练习者更好地跟随着导引语进入瑜伽睡眠中，完全地放松身体，最深程度地恢复。

2. 体位内容编排

瑜伽课程内容编排根据瑜伽练习者从事瑜伽的经历，可以分成入门—初级—中级—高级4个阶级，不同瑜伽练习级别内容编排各有所侧重。

（1）**入门体位编排**

入门学员从来没有进行过瑜伽练习，要了解学员的身体及精神状况（是否有受伤、疾病、精神情况等）要做详细的记录和了解，给出适合他们练习的方法和内容，在没练习之前要说明练习瑜伽的注意事项。

课程内容编排以活动关节和简单的体式为主。一节课一般60～90分钟。以60分钟为例。

①热身（15分钟）

头颈部活动、手指活动、胸肩部活动、腰背部活动、双膝活动和脚踝活动等。

②体位练习（35分钟）

参考体位：山式、风吹树式、树式、三角伸展式、战士二式、幻椅式、雷电坐、猫伸展式、虎式平衡、手杖式（坐立山式）、磨墨式、怀抱婴儿式、圣哲玛里琪第三式、背部前屈伸展坐式、单腿蝗虫式、半眼镜蛇式、除风式、双膝到胸式、鳄鱼扭转式等（根据课程时间长短进行增减，完全体式练习有难度时，做一些简单的体式变体动作）。

③冥想放松（10分钟）：挺尸式。

（2）**初级体位编排**

对瑜伽有些接触和了解，体位练习能力还不是很强，增多体位练习，帮助提高身体能力。

①热身（10分钟）

②体位练习（40分钟）

参考体位：山式、风吹树式、树式、三角伸展式、战士二式、战士一式、三角扭转式、拉弓式、鹰式、幻椅式、雷电坐、门闩式、骆驼式、眼镜蛇式、蝗虫式、下犬式、瑜伽身印、手杖式、圣哲玛里琪第三式、头碰膝前屈伸展坐式、背部前屈伸展坐式、除风式、双膝到胸式、鳄鱼扭转式等（根据练习时间长短进行增减，试着练习完全体式）。

③冥想放松（10分钟）：挺尸式。

（3）**中级体位编排**

适合已有一定基础的瑜伽学员进行练习，融合瑜伽经典体位太阳致敬及瑜伽倒立体式，更好地锻炼体力、耐力和身体的柔韧性。

①热身（10分钟）：太阳致敬Ⅰ。

②体位练习（45分钟）

参考体位：三角伸展式、半月式、战士二式、战士一式、加强侧伸展式、三角扭转式、双角伸展式、双角式、幻椅式、英雄式、扭转英雄式、牛面式、门闩式、骆驼式、眼镜蛇式、完全蝗虫式、蛙式、下犬式、瑜伽身印、手杖式、巴拉瓦伽扭转式、圣哲玛里琪第一式、背部前屈伸展坐式、船式、半船式、桥式、轮式、犁式、肩倒立式、鳄鱼扭转式等（根据课程的时间长短进行增减，体式练习注重连贯性）。

③冥想放松（5分钟）：挺尸式。

（4）**高级体位编排**

①热身（5分钟）：太阳致敬Ⅱ。

②体位练习（50分钟）

参考体位：树式、三角伸展式、战士二式、三角侧伸展式、战士一式、战士三式、加强侧伸展式、三角扭转侧伸展式、拉弓式、半莲花加强前屈伸展式、幻椅式、英雄式、牛面式、头倒立、蝎子式、瑜伽身印、眼镜蛇式、上犬式、完全蝗虫式、弓式、圣哲玛里琪第三式、巴拉瓦伽扭转式、半英雄前屈伸展坐式、背部前屈伸展坐式、肩倒立式、犁式、侧犁式、桥式、轮式、鱼式、鳄鱼扭转式等（根据课程时间长短进行增减，试着练习体式的高级姿势，同时高质量完成体式）。

③冥想放松（5分钟）：挺尸式。

主要参考文献

[1] 艾扬格. 瑜伽之光[M]. 北京：世界图书出版公司北京公司，2006.

[2] 艾扬格. 艾扬格瑜伽[M]. 天津：天津社会科学院出版社，2011.

[3] 艾扬格. 女性瑜伽[M]. 海口：海南出版社，2012.

[4] 李晓钟. 瑜伽练习[M]. 北京：中国青年出版社，2005.

[5] 宋雯. 瑜伽教学与实践[M]. 北京：北京体育大学出版社，2011.

[6] 赵芳. 瑜伽[M]. 合肥：安徽师范大学出版社，2010.

[7] 刘春秀，杜伯武. 瑜伽基础教程[M]. 北京：机械工业出版社，2010.

[8] 刘曼罗. 瑜伽教程[M]. 北京：中国电影出版社，2011.

[9] 余兵，左晖. 瑜伽[M]. 北京：北京师范大学出版社，2010.

[10] 莱斯利·卡米诺夫. 瑜伽解剖学[M]. 王启荣，刘晔，译. 北京：人民出版社，2009.

[11] 瑞隆. 哈他瑜伽关键肌肉全解[M]. 蔡孟梅，常虹，译. 上海：上海锦绣文章出版社，2008.

[12] 尹珏林，等. 瑜伽大全 [M]. 北京：华文出版社，2010.

[13] 悠季瑜伽. 教师培讲（基础级）教材，2009.

后 记

　　瑜伽是一门艺术，瑜伽指导工作是一门技术。习练瑜伽多年，从事瑜伽工作多年，一直从事着这门艺术，也一直研究着这门技术。每当我在给我的学生讲解瑜伽的技能和方法时，我一直有个心愿：有一天我能把我的体验、经历、经验及所说的话都汇集成文字，能让我的学生事先阅读，更好地来理解我想要表达的。今天我在同仁们和朋友们的帮助下，终于实现了这个心愿。感谢所有帮助我实现心愿的朋友们！特别要感谢与我一起完成《瑜伽体位导引》工作的我的同事谢丽娜老师所给予我的指导和建议，以及我的两位瑜伽教练朋友范炎炎、杨红同我一起完成动作示范。

　　衷心地祝愿《瑜伽体位导引》能为瑜伽工作者以及有志成为瑜伽引导者的朋友们带来最直接有效的帮助和参考。

荣　明
2013 年 3 月

图书在版编目（CIP）数据

瑜伽体位导引 / 荣明等著 . –北京：人民体育出版
社，2013（2016.7.重印）
ISBN 978-7-5009-4584-0

Ⅰ.①瑜…　Ⅱ.①荣…　Ⅲ.①瑜伽–基本知识
Ⅳ.①R247.4

中国版本图书馆 CIP 数据核字（2014）第 001413 号

*

人民体育出版社出版发行
三河兴达印务有限公司印刷
新　华　书　店　经　销

*

787×960　16 开本　13.5 印张　228 千字
2014 年 4 月第 1 版　2016 年 7 月第 2 次印刷
印数：3,001—6,000 册

*

ISBN 978-7-5009-4584-0
定价：28.00 元

社址：北京市东城区体育馆路 8 号（天坛公园东门）
电话：67151482（发行部）　　邮编：100061
传真：67151483　　　　　　　邮购：67118491
网址：www.sportspublish.com
（购买本社图书，如遇有缺损页可与邮购部联系）